MW01703492

Psiko Kinesiyoloji

PiKi

Sağlık Rehberi

SAĞLIK OLSUN

NİL GÜN

kuraldışı

© KURALDIŞI YAYINCILIK

NİL GÜN
Psiko Kinesiyoloji (PiKi)
SAĞLIK OLSUN

Yayın Yönetmeni: Nil Gün
Yayına Hazırlayan: Yonca Hancıoğlu

ISBN 978-975-275-111-8
Ağustos 2008, İstanbul

© 2008, Nil Gün
Yayıncının yazılı izni olmadan herhangi bir alıntı yapılamaz

Yayın Koordinatörü: Gülşen Ülker
Kapak Tasarımı ve Sayfa Düzeni: Ebru Öner

Kitap Matbaası'nda basılmıştır

Kuraldışı Yayıncılık
Fener Kalamış Cad. No: 93/7 34726 Kadıköy-İstanbul
Tel: 0216 449 98 05 pbx Faks: 0216 348 00 69
yayin@kuraldisi.com www.kuraldisi.com

Dağıtım
Alemdar Mah. Çatal Çeşme Sok.
No:30 Kat:2 Fırat Han Cağaloğlu-İstanbul
Tel: 0212 513 81 57 Faks: 0212 511 62 52
İnternet Satış: www.kuraldisi.net

NİL GÜN'ÜN ÇIKAN KİTAPLARI

- Uygulamalı Çekim Yasası-Sıkça Sorulan Sorular
- Çekim Yasası
- NLP Zihninizi Kullanma Kılavuzu
- Mutluluk Kitabı
- İçimizdeki Şaman: Duyguların Simyası
- Özsaygı
- Pazartesi Rejime Başlıyorum
- Kilo Almadan Sigarayı Bırakmak
- Kadınlar ve Erkekler Nasıl Anlaşırlar
- 1440 Dakika Zaman Yönetimi
- Yaşam Cesurları Sever
- NLP ile Satış ve Pazarlama
- Kuraldışı ve Ötesi
- Geçmişin Gölgeleri
- Sünnet! Sünnetle İlgili Yalanlar ve Gerçekler
- Eroin
- Yalanlar ve Gerçekler
- Kilolarım, Diyetlerim ve Ben

NİL GÜN'ÜN ÇIKAN KASET/CD'LERİ

Hipnomeditasyon Serisi

- Çakra Meditasyonu
- Stres Meditasyonu
- Sigarayı Bırakmak
- Sağlıklı Zayıflamak
- Sağlıklı Hamilelik ve Doğum
- Sınav Stresini Yenmek
- Yaratıcı İmgelemeyle Gevşeme Tekniği
- Aura Meditasyonu
- Sağlığınız İçin İçinizdeki İyileştirici Gücü Harekete Geçirin
- Progresif Derin Rahatlama

Zihin Programlaması Serisi

- Güne Güvenle Başlayın
- İç Huzurunuza Ulaşın
- Mutlu Çift Olabilmek
- Konsantrasyonunuzu Artırın Belleğinizi Güçlendirin
- Para Dostumdur
- Şükran Duymanın Hazzı
- Egzersizi Seviyorum
- Huzurla Uyuyorum
- İnisiyatif Alabilmek ve Vizyon Geliştirmek
- Özsaygınızı Yükseltin
- NLP - Zihninizi Kullanma Kılavuzu 1-2

Motivasyon Serisi

- Kendinizle Yüzleşin
- Olumlu Düşüncenin Gücü
- Reddedilme Korkunuzu Aşın
- Yaşamı Ertelemeyin! Hemen Şimdi!
- Mutluluk İçinizde Başlar
- Mutluluk Bir Seçimdir
- Sağlıklı Beslenin, İncelin, Metabolizmanızı Canlandırın
- Cesaretsizliğinizi Yenin
- Özgüveninizi Geliştirin
- Affetmenin Özgürleştirici Gücü
- Amaç Belirlemenin Gücü
- Bolluk Bilincini Yaratmak
- Düşüncelerini Değiştir Hayatın Değişsin
- Hayatınızı Zenginleştirin
- Zaman Yönetimi
- Çekim Yasası

Çocuk Eğitimi Serisi

- Pozitif Ebeveyn Olmak
- Çocuğunuzun Özgüvenini Geliştirin

Diğer Psiko Kinesiyoloji Yayınları

Bedenin Bilgeliği
Psiko Kinesiyoloji – PiKi Temel (Kitap)

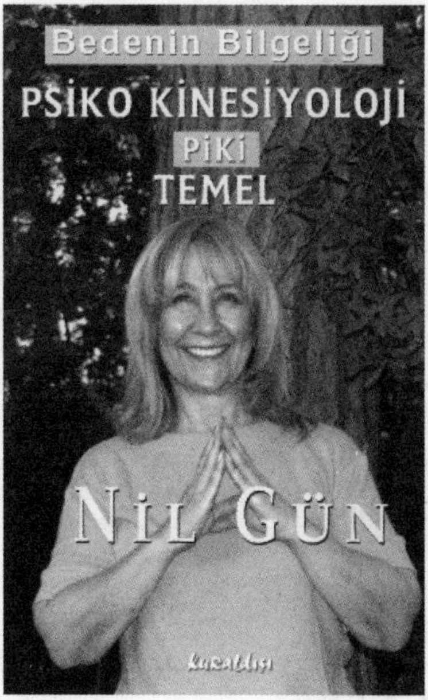

Bu kitapta, Psiko Kinesiyolojinin alt yapısı, PiKi Temel eğitiminde verilen bilgiler ve temel tekniklerin uygulamaları yer almaktadır.

Ayrıca günlük yaşamınızda sıkça karşılaştığınız sorunların kolaylıkla üstesinden gelmeniz için, otuzun üzerinde temel PiKi yöntemini öğrenecek, bedeninizin harika bilgeliğinden yararlanmanın keyfini, kendinize ve sevdiklerinize yararlı olmanın hazzını yaşayacaksınız.

İşte kitapta yer alan günlük yaşamla ilgili sorunlarınız ve çözümlerinizden bazıları:

Stresten özgürleşmek
Korkunuzu yenmek
Kızgınlığı dışarı atmak
Dikkatinizi toplamak
Bellek geliştirmek
Zihin açmak
Soğuk algınlığı
Meme sağlığı
Lenf masajı
Güne iyi başlamak
Etkili konuşmacı olmak
Göz koordinasyonu bozukluğunu düzeltmek
Sağlıklı kilonuzu tespit etmek
Sindirim zorlukları ve bağırsak problemleri
Kendinizi ya da bir başkasını çabucak sakinleştirmek
Ağrıları azaltmak veya yok etmek
İyileşmeyi hızlandırmak
Mutlu anları arttırmak

Bedenin Bilgeliği
Psiko Kinesiyoloji – PiKi Temel (DVD)

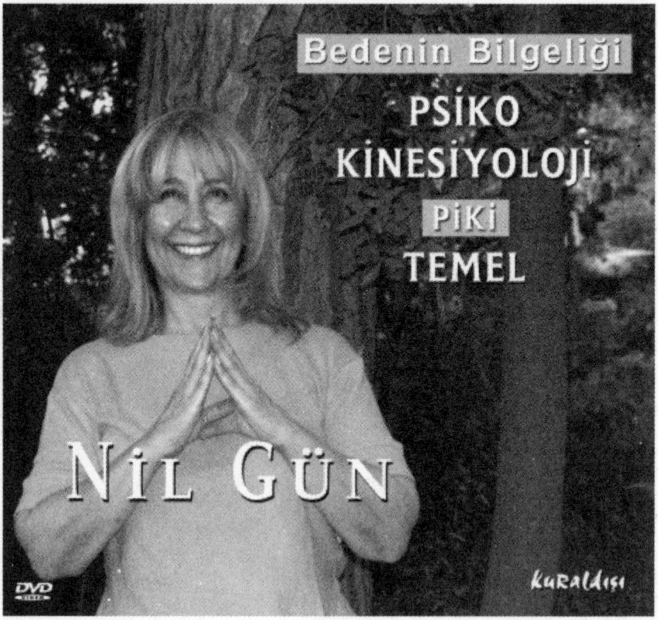

Bedenin Bilgeliği Psiko Kinesiyoloji – PiKi Temel kitabında anlatılan uygulamaları görsel olarak da öğrenebilmek için **Psiko Temel DVD**'sinden yararlanabilirsiniz.

İÇİNDEKİLER

İnsan kurallara sığmaz!

SUNUŞ

Psiko kinesiyoloji ya da kısaltılmış adıyla PiKi, salt iradenin ve pozitif düşüncenin ötesinde *inanç değiştirici* bir sistemdir.

Hayatınızın her boyutunda bilincinizde ya da bilinçaltınızda yer alan ve sizi desteklemeyen inançları değiştirmek için, PiKi teknikleri, iyileşmenin hızını arttıran ve bedenin bilgeliğine dayanan bir destek uygulamadır. Birçok ülkede özellikle eğitim, sağlık ve iş yaşamında yaygın olarak kullanılmaktadır.

PiKi, bireylere uygulanabilen, gruplara öğretilebilen, kolaylıkla hayata geçirilebilen bir sistemdir. Bu sistemden mümkün olduğu kadar çok insanın yararlanması, kendisine ve sevdiklerine uygulaması için, Türkiye'nin dört bir yanında PiKi danışmanları ve eğitmenleri olmasını hedefliyorum.

Doğumumuzdan itibaren hayat deneyimlerimizin depolandığı bilinçaltında, bizi zihinsel, duygusal ve fiziksel boyutta etkileyen birçok program (bilinçaltı kasetleri) vardır.

Bu programların ne olduğunun (bilinçli olarak) farkında olmayız. Ama hayatımızı otomatik olarak bu programlar doğrultusunda yaşarız. Bu programların bazıları bize zarar verir, sürekli aynı sorunları ya da hastalıkları tekrar tekrar yaşamamıza neden olur, gerçek benliğimizin ortaya çıkmasını bloke eder, gücümüzü zayıflatır ve olabileceğimizin en iyi versiyonu olmamızı engeller.

Birçoğumuz hayatımız boyunca değişik hastalıklarla ve sorunlarla mücadele ederiz.

Psiko kinesiyoloji teknikleri ile hastalıklarımızın ve sorunlarımızın temelinde yatan bilinçaltı programlarından özgürleşerek, bedenimizin iyileşme sürecini hızlandırabiliriz. Bunlar, uzun yıllardır boğuştuğunuz ve üstesinden gelmek için her yolu denediğiniz sorunlar ya da hastalıklar olsa bile.

***Bedenin Bilgeliği* Psiko Kinesiyoloji – PiKi Temel** kitabında yer alan temel psiko kinesiyoloji bilgileri ve günlük yaşama yönelik uygulamalar, sağlık amaçlı uygulamalarınıza daha da hız kazandıracak ve sağlığınızı korumada size büyük destek olacaktır.

Hastalıkları önlemek hastalıkları iyileştirmekten daha kolaydır. Bir "gram" önlem, bir "kilo" hastalığı önler.

Bu uygulamaları görsel olarak da öğrenebilmek için ***Bedenin Bilgeliği* Psiko Kinesiyoloji – PiKi Temel** başlıklı DVD'den yararlanabilirsiniz.

Elinizde tuttuğunuz ve bir sağlık rehberi olan ***Sağlık Olsun*** kitabı, ***Bedenin Bilgeliği* Psiko Kinesiyoloji – PiKi Temel** kitabına **yardımcı kitap** olarak hazırlandı.

PiKi Temel kitabını yazma sürecinde, şu anda *Sağlık Olsun*'da yer verdiğim bilgilerin temel kitapta bir bölüm olarak yer almasını düşünüyordum.

Ama temel kitaptaki Sağlık Olsun bölümünü gerekirse çantanızda taşıyabileceğiniz pratik bir **yardımcı rehber kitap** haline getirdim. Bu nedenle temel PiKi ve uygulamalarını anlayıp öğrenmek için ***Bedenin Bilgeliği* Psiko Kinesiyoloji – PiKi Temel** kitabını da okumanızı öneririm.

İLKSÖZ

İyileşmek ile *tedavi olmak* arasında fark vardır. İyileşmek kişinin fiziksel, duygusal, zihinsel ve ruhsal boyutta dengeye ve sağlığa kavuşmasıdır.

Soğuk algınlığından kansere kadar tüm hastalıklar daha derin duygusal nedenlerin bedende tezahür eden sonuçlarıdır (semptomlarıdır). Dolayısıyla tüm hastalıklara kök sorunların bedensel sonuçları, görüntüleri ya da izdüşümleri olarak bakabiliriz.

Tedavi, ilaçlarla ve/veya ameliyatla hastalığın bedendeki fiziksel varlığının ortadan kaldırılmasıdır. Ama hastalığı yaratan duygusal, zihinsel ve ruhsal nedenler hâlâ yerinde durmaktadır; bir başka hastalık olarak, bir başka organda ya da yeniden aynı hastalığı tekrar ederek ortaya çıkmak üzere.

Ortodoks tıp geçen yüzyılda insanı öldüren hastalıkları bugün tedavi edebiliyor ama günümüz dünyasında geçen yüzyılda bilinmeyen yüzlerce yeni hastalık ortaya çıktı.

İnsan bedenini adeta parçaları tamir edilebilen bir makine gibi gören ortodoks tıp, virüs, bakteri, çevresel koşullar gibi dışsal faktörlerin bedene saldırıda bulunduğunu; hastalıkların da bu saldırıların etkisiyle oluştuğunu ve bedendeki "semptomları" ortadan kaldırarak hastalığı tedavi ettiğini düşünür.

Buna göre hastalık kişinin kendisinin yarattığı bir şey değil, "başına gelen" ya da "yakalandığı" bir şeydir.

Sezaryen ile doğumun son otuz yılda alarm verici boyutlarda artması da bazı hastalıkların şaşırtıcı oranlarda artmasında önemli faktör.

Sezaryen doğumun gerekli hallerde uygulanan değil, "normal" doğumun yerini alması astım, akciğer problemleri, hiperaktivite, otizm ve bazı alerjilerin yüksek oranda artışı gibi daha birçok sorunu da beraberinde getirmesine neden oluyor.

Ayrıca doğum esnasında kullanılan anestezi ve sakinleştirici ilaçların etkileri ergenlik döneminde bağımlılıklar ve davranış bozuklukları olarak boy gösteriyor. Ortodoks tıp sadece doğumun kolay olması ve bebeğin sağlıklı *görünümde* doğması ile ilgileniyor.

Türkiye dünyada en çok sezaryen yapılan ülkelerin içinde yer alıyor.

Sezaryenin çocuğun ergenlik ve yetişkinlik döneminde fizyolojik ve psikolojik **uzun vadeli etkileri** ile ilgili harika bir kitap şu anda yayına hazırlanma aşamasında.

Anne adaylarının sezaryen doğuma karar vermeden önce mutlaka okumaları gereken bir kitap. Dr. Michel Odent'in **SEZARYEN** isimli kitabının ne zaman çıkacağını sitemizden takip edebilirsiniz.

Hastalıklar insanın ruhundan ve doğasından uzaklaşmasının semptomlarıdır. Aslında ruhumuzu "yakalamamız" ve doğamıza dönmemiz için bedenimizin bize verdiği sinyallerdir.

Acıları, ağrıları, sızıları ilaçlarla geçici olarak dindirebiliriz, hasta organı ameliyatla yok edebilir ya da bir parçasını kesip atabiliriz ama ya tüm bunların arkasında yatan nedenleri?

Onlar yine orada durmaktadır.

İyileşme ancak sizin yardımınızla olur. Hiçbir doktor, hiçbir uzman, hiçbir teknik, *siz* aktif olarak iyileşme sürecinize katılmadan sizi iyileştiremez. Bir uzman sizi "tedavi" edebilir ama iyileştiremez.

Tarih boyunca tüm medeniyetler iyileşme konusunda psiko-spiritüel yaklaşımlarda bulundular.

Modern tıbbın babası Hipokrat iyileşmenin, ruhun kendini ifade etmesini engelleyen faktörlerin ortadan kaldırılmasıyla başlaması gerektiğini söyler. Yani iyileşme içten dışa, ruhtan bedene doğru ilerler.

İnsan fiziksel, duygusal, zihinsel ve ruhsal boyutuyla bir bütündür, parçalardan oluşan bir makine değil.

İyileşme farkındalıkla başlar ve kendine doğru yapılan yolculuk süreciyle tamamlanır.

Hastalıklar, sağlıklı olmayan düşünce kalıplarımızın, duygularımızın, inançlarımızın, yaşam ve beslenme biçimimizin değiştirilerek yeniden yapılanmamızı, kendi doğamıza dönmemizi sağlayan birer metafordur.

Hastalıklarımız, bize kim ve ne olduğumuzu yeniden tanımlama ve tanıma şansı verir.

Derine gömülmüş duygusal incinmelerimizin etrafında oluşturduğumuz sahte kimliklerimizi ve sağlıksız alışkanlıklarımızı sorgulayarak rahatlık alanımızdan çıkmaya teşvik eder ve onlardan özgürleşmemizi sağlar.

Hastalıklar, ruhumuzun ve bedenimizin, onlara gösterdiğimiz saygısızlığa bir isyanıdır. Hastalıklar, yaptığımız bir şeyin bizim için iyi olmadığını söyleyen bedenimizin dilidir.

Bedenimiz bizimle sürekli konuşuyor. Onu dinlemeyi öğrenirsek kendimize çok büyük iyilik yapmış oluruz.

Bedeninizi dinlemek için ona zaman ayırın. O da bizim her düşüncemizi dinliyor, her duygumuzu hissediyor. Bizim düşüncelerimize, söylediklerimize ve duygularımıza uygun tepkiler veriyor. Beden duruşumuzu, omurgamızı, yüz kırışıklıklarımızı, hormonlarımızı bile düşünce ve duygularımıza uygun şekilde ayarlıyor.

Nemrut bir ihtiyar düşünün; hastalıklarla boğuşan, mızmız, kendisine de çevresine de çektiren bir ihtiyar!

Nur yüzlü bir yaşlı düşünün; sağlıklı, dinç ve hayata bağlı bir yaşlı!

Bu insanlar gençliklerinde nasıldı dersiniz?

Siz yaşlandığınızda hangisi olacağınızı düşünüyorsunuz?

Hayatınız birbirinden bağımsız olayların oluşturduğu bir tesadüfler zinciri değildir. Sağlık ya da hastalık da bir şans, bir tesadüf değildir.

Sağlıklı beslenen, hareket eden, uyku düzenine dikkat eden, olumlu düşünen, amacı olan ve amaçlarını gerçekleştirmek için yaratıcılığını kullanan, çaba gösteren, üretken, canlı bir insanla, abur cuburla beslenen, TV karşısında pinekleyen, hareketsiz, tekdüze yaşayan, tek amacı hayatını idame ettirmek olan, sürekli hayatından ve koşullarından şikâyet eden öfke dolu bir insanın sağlığı bir olur mu?

Tüm hastalıkların nedeni, fiziksel, duygusal, zihinsel ve ruhsal boyutumuzda dengenin olmamasıdır.

Sağlık, sadece hastalık semptomlarının olmaması değil, ruhumuzda yaşam sevincinin de olmasıdır.

Hastalıklarınıza odaklanarak asla sağlık yaratamazsınız. Sağlık, sevgi ve şükranla gelir.

Çocuğunuz hastalandığında ona sevgi ve şefkatle yaklaşır, onunla konuşur, ilgilenir, iyileşmesi için elinizden geleni yapar ve onu sevdiğinizi söylersiniz değil mi?

Bedeniniz hastalığında tıpkı çocuğunuz gibi sizden ilgi ve sevgi bekliyor. Onunla konuşmanızı istiyor. Elinizden gelen ihtimamı göstermenizi bekliyor.

Sağlık, ruhunun arzularıyla uyum içinde yaşayanların doğal halidir.

İyileştirici güç kendi içimizde, dışarıda değil.

Bedenimiz en iyi uzmandan, doktordan, teknikten daha bilgedir... Ve bizi en iyi bilendir. Yeter ki bedenimizin dilini öğrenelim. Bize, bizimle ilgili söyleyeceği öyle çok şey var ki.

Şu anda hastalık semptomlarını ortadan kaldırmak için ilaç ve ameliyat gibi tedavi yöntemlerini kullanıyor olsanız bile bedeninizin bilgeliğinin rehberliğinden de yararlandığınızda iyileşme sürecinizi hızlandırabilirsiniz.

Hayat uyanış sürecidir. Karşımıza çıkan her olay, her hastalık, her kişi, her koşul bizi uyanışa davet eder. Her gün her deneyimle uyanmayı seçen insan asla ihtiyarlamaz. Yaşlanır ve gelişmeye devam eder.

Sevgiyle hoşça olun.

Nil Gün

Haziran 2008

İnsan kurallara sığmaz!

BEDENİN BELLİ NOKTALARINA VURUŞ NASIL İŞE YARAR?

Bedeninizdeki en temel vuruş kalp atışıdır. Damarlar bu atışın ritmini bedeninizin her yerine taşır. Enerji sistemi başka atışlara da sahiptir. Uzman akupunkturcular enerjik "atışları" dinleyerek teşhis koyabilirler.

Beden vuruşlarla yaratılan ritme alışkındır.

Enerji noktalarına vuruş, enerjiyi uyarmak için bedenin kendi diliyle konuşmaktır.

Vuruş, tutuş, enerjiyi takip ve masaj PiKi'nin dört temel yöntemidir. Beden, enerji noktalarıyla bu yollarla kurulan iletişimi anlar. Ellerdeki ve parmaklardaki elektromanyetik akım, bedenin elektromanyetik sistemini etkiler. Bazı noktalara masaj yapmak özellikle vücudumuzdaki toksinleri temizleyen lenf sistemini uyarmak için etkilidir.

KOL TESTİ NASIL YAPILIR?

PiKi tekniklerinde bedenin bilgeliğiyle temasa geçmek için Kol Testi kullanılır. Bedenimiz, bize bilmek istediklerimizin DOĞRU yanıtını Kol Testi ile "güçlü" tepkisi vererek söyleyecektir.

KOL TESTİ

Güçlü

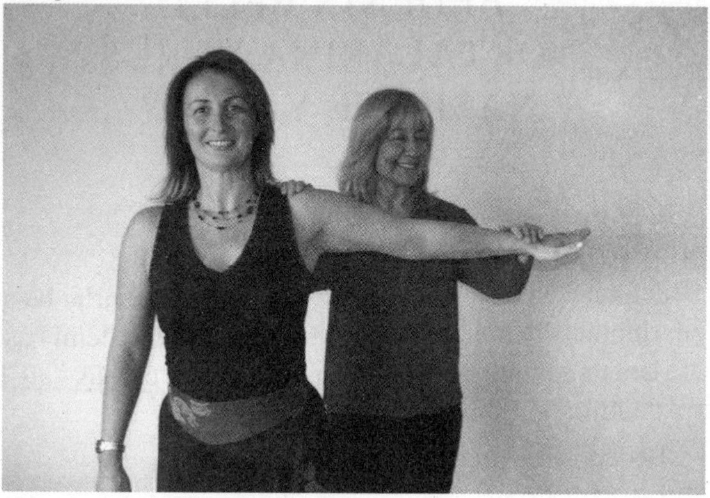

Zayıf

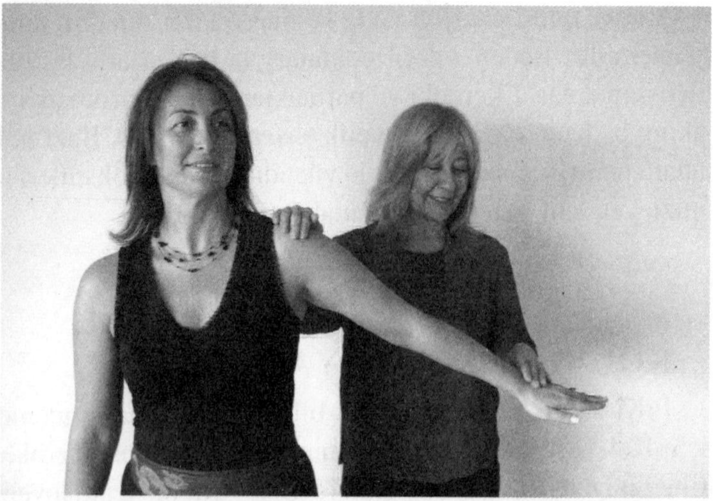

Bedenimizin bize doğru yanıt vermesi için **Ki** enerjisinin doğru yönde akması gerekmektedir.

Ki enerjisinin doğru yönde akıp akmadığını anlamak için öncelikle;

İsim Sınamak,

Hoşlanıyorum/Hoşlanmıyorum,

Evet/Hayır uygulamalarını yaparak akışın düzgün olup olmadığını tespit edebiliriz.

Kol Testi'ne ön hazırlık adımlarında **güçlü** yanıtını aldıktan sonra esas sorularımıza geçebilir ve bedenimizin yanıtlarını alabiliriz.

Kol Testi (Enerji Testi) için Ön Hazırlık

Partnerinizin arkasına geçerek sağ ya da sol kolunu yana doğru ve yere paralel uzatmasını söyleyin. Bir elinizi partnerinizin uzattığı kolunun omuz kısmına diğer elinizi de bileğinin hemen üstüne koyun. Partnerinizin yüzü ileriye dönük, çenesi yere paralel ve gözleri sağ aşağıya bakıyor olsun. "Diren" diyerek kolunu hafifçe bastırın. Partnerinizin enerjisini test ediyor olacaksınız. Kol, uyguladığınız hafif basınca direnç gösteriyorsa partnerinizin enerjisi ön hazırlık uygulamalarına devam etmeye uygundur.

1. İSİM SINAMAK: Partnerinize ismini sorun. Doğru cevap verdiğinde, kolunu hafifçe bastırdığınızda direnç gösterecektir. (Kol **güçlü**).

   Sonra partnerinize yeniden ismini sorun. Bu kez yanlış, hatta karşı cinsten bir isim söylesin. Kolu bastırdığınızda kol direnemeyecek ve aşağıya doğru inecektir. (Kol **zayıf**).

2. HOŞLANIYORUM/ HOŞLANMIYORUM: Partnerinize hoşlandığı bir kişiyi ya da mutlu olduğu bir anı düşünmesini söyleyin. (Partnerinizin başının ileriye dönük, çenesinin yere paralel ve gözlerinin sağ alta bakmasına özen gösterin, duyguya girmesi için de zaman tanıyın. Genellikle on beş saniye yeterlidir.) Kolunu test edin. Kol **güçlü** çıkacaktır.

   Sonra hoşlanmadığı bir kişiyi ya da mutsuz olduğu bir anı düşünmesini söyleyin. Kolunu test edin. Kol **zayıf** çıkacaktır.

3. EVET/ HAYIR: Partneriniz beş altı kez evet-evet-evet desin. Test edin kol **güçlü** çıkacaktır.

   Sonra hayır-hayır-hayır desin. Test edin. Kol **zayıf** çıkacaktır.

Yukarıdaki üç uygulama da tanımladığımız sonuçları veriyorsa, artık sorunuzla ilgili iyileştirici çalışmalara başlamaya hazırsınız demektir.

Dikkat edilecek hususlar:

Kol Testi, bir enerji testidir; bilek güreşi ya da güç gösterisi değil. Sadece yaşam enerjisinin kaslarınızda akışının yarattığı direnci ölçüyoruz. Her insanın direnci o anda akan enerji seviyesine göre farklı farklıdır.

Partnerinize, başlangıçta henüz isim sınaması yapmadan önce "Diren" dediğinizde kolunun gösterdiği dirence göre kolu bastırma basıncını ayarlamanız gerekir. Kolu gerektiği kadar bastırın; daha fazla değil, sadece güçlü mü zayıf mı tepkisi verdiğini test etmek için.

Kol güçlü ya da zayıf tepkisi verdiğinde arada daima

fark vardır. Hatta bazen, siz test ettiğinizde farkı yeterince hissedemeseniz bile, test yapılan kişi farkı hissedecektir.

Diyelim ki, isim sınaması sırasında partneriniz kendi ismini söylediğinde kolu zayıf, farklı isim söylediğinde kolu güçlü direnç gösteriyor; ya da her iki durumda da kol zayıf veya güçlü direnç gösteriyor. Bu durumda test yapılan kişinin bedeninin enerji akışı **ters** ya da **homolateral** olabilir veya **ters kutuplaşma** sorunu yaşıyordur. Test yapılabilmesi için öncelikle bu durumun düzeltilmesi gerekir.

Not: Enerji akışını düzeltmek için en çabuk yol: Bir bardak su için ve **Üçlü Canlandırma Vuruşu** yapın.

(Üçlü Canlandırma Vuruşu için bakınız sayfa 33)

Bu uygulama ile en azından egzersizi uygulama süresince enerjiniz düzgün akacaktır. Bunları yaptıktan sonra yeniden test edin.

Yine olmuyorsa, homolateral ya da ters kutuplaşma sorunları olabilir. Bu sorunlar için daha kompleks uygulamalar gerekiyor. Bunları düzeltmek için çalışmaya, enerjinizin düzgün aktığı bir başka zamanda devam edebilir ya da ***Bedenin Bilgeliği*** **Psiko Kinesiyoloji – PiKi Temel** kitabındaki "enerji akışını düzeltici" egzersizleri uygulayabilirsiniz.

İnsan kurallara sığmaz!

BEDENİNİZİN HANGİ BÖLÜMLERİ NEYİ TEMSİL EDİYOR?

Burada detaylara girmeden size genel fikir vermesi açısından bir iki şey paylaşmak istiyorum.

Öncelikle ister kadın ister erkek olun, herkeste dişi ve erkek enerji vardır; kullansa da kullanmasa da.

Evren dişi ve erkek enerjinin dansıyla yaratıldı. Yin ve Yang dansı. Tıpkı bir mıknatısta, elektrik enerjisinde negatif ve pozitif kutbun bulunması gibi.

Erkek enerji (Yang) pozitif elektrik enerjisine, gündüze, güneşe, inisiyatif almaya, harekete geçmeye, EGO'ya tekabül eder.

Dişi enerji (Yin) negatif elektrik enerjisine, geceye, Ay'a, rüya görmeye, hayal kurmaya ve BEN'e tekabül eder.

Ben'siz ego gaddar olur.

Ego'suz Ben paspas olur.

Bedenin belirli bölgelerinde ortaya çıkan sorunlar bilinç, bilinçaltı ya da bedensel seviyede yaşanan duygularla ilgilidir.

BİLİNÇ / BİLİNÇALTI / BEDEN

Gövde, isteyerek ya da istemeyerek **bilinç** seviyesinde yaptığımız seçimlerle ve bu seçimleri kabul etmek ya da mücadele etmekle ilgilidir.

Boyun, kol ve bacaklar **bilinçaltı** seviyesinde yaptığımız seçimlerle, kendimize güvenle, suçluluk ve yas duygusuyla ilgilidir.

Eller, ayaklar, el ve ayak bilekleri **beden** seviyesinde yaptığımız seçimlerle, hayatla barışıklığımızla, hayallerimizi ne kadar gerçekleştiriyor olduğumuzla ve ait olma duygusuyla ilgilidir.

SOL TARAF / SAĞ TARAF

Başımızdan ayaklarımıza kadar bedenimizi ortadan ikiye ayırırsak: **Sağ taraf** kontrol, **sol taraf** yaratıcılık ile bağlantılıdır.

Sağ taraf:

Oluşturduğumuz inanç sistemimizle, doğrularımızla / yanlışlarımızla, özsaygımızın seviyesiyle, kendimizle ilgili gerçekte neler düşündüğümüzle ve bunların yarattığı sorunlarla / yargılamalarla / -meli -malı'larla ilgilidir. Korkular, acılar ve acıdan korkmak, her şeyi **kontrol** etme arzusu bedenimizin sağ tarafını kontrol eden **sol beyin** tarafından oluşturulur ve yönetilir.

Sağ taraf, korku temelli koşullanmalarımızın aynasıdır. Kontrolü kaybetme korkusu. Kontrol edilme korkusu. Kontrol etmeye izin verilmeme korkusu. Ego sorunları. Haklı çıkma mücadelesi. İktidar mücadelesi. İş hayatından yatak odasına kadar kendine güvensizliğin yarattığı kontrol tutkusu. Değişim korkusu. Her türlü kaybetme korkusu. Kaçmak. Gerçekleri yadsımak. Seçimleri yadsımak.

Sol taraf:

Bedenimizin sol tarafı **sağ beyin** tarafından yönetilir. Yeni seçenekler, yeni alternatifler, yaratıcılıkla ilgili sorunlar, bedenimizin sol tarafında kendini gösterir. **Yaratıcılık**, bireyin sınırsız potansiyelini kullanmasıdır. Soyut düşünebilmek, bütünsel vizyon, yaratıcı ifade sağ beynin alanıdır. Sağ beyin yargılamaz, reddetmez ve edit etmez. Henüz keşfedilmemiş ve ifade edilmemiş olanaklara odaklanır. Korku sağ beyine yaklaşamaz bile. Yeni, orijinal olan, hayal gücü, doğal güç oradadır. Yaratıcılık bloke edildiğinde güçsüzlük bedenin sol tarafında sorunlar yaratır. Gerçeklerden korkmak, mazeretler üretmek ve kendimizin en iyi versiyonu olmak için almamız gereken sorumluluktan kaçmak yaratıcılığı bloke eder.

BEL ÜSTÜ / BEL ALTI

Bel üstü:

Gövdenin bel üstü bölgesi ile yaşanan sorunlar şimdiyle ya da çok yakın geçmiş ile ilgilidir. Sahip olduğumuz ego inanç sistemine uygun olarak verdiğimiz tepkiler hâlâ bizi rahatsız etmektedir.

Bel altı:

Gövdemizin bel altı ile ilgili yaşanan sorunlar bilinçaltı inançlar ve uzak geçmiş ile ilgilidir. Bir duruma çocukluğumuzda verdiğimize benzer bir tepki veririz.

ÖN BEDEN / ARKA BEDEN

Ön beden:

Bedenin ön kısmında olan ağrı ya da problem şimdi, şu anda yaşanan durum ve ilişkilerle ilgili sorunların yansımasıdır. Çok yakın geçmişte yaşanmış ve hâlâ kafadan atılmamış bir sorunu da yansıtır. Belki söylemek isteyip de söyleyemediğimiz bir şey için duyulan kızgınlık. Ya da coşkumuzu bastırmak. Bizi boğan bir şey.

Arka beden:

Geçmiş, geçmiş, geçmiş. Sırt ağrıları mı? Geçmiş, taşımak için çok ağır bir yük haline gelmiş. Bastırılmış öfkeler birikmiş ve kendimizi seçimsiz hissediyoruz. Kasların esnekliği, bastırılmış duygular tarafından engellenir ve ağrı olarak kendisini ifade eder. Omurga çok nadiren içsel travmalar nedeniyle etkilenir. Gergin olan kaslardır.

ORTA BEDEN

Bedenimizi ortadan bir çizgiyle ayırmıştık. Sol ve sağ bedenle ilgili şeyler söyledik. Ama bir de orta çizgi bedeni var.

Çakralarımız orta çizgidedir. Merkez ve Yönetici Meridyenlerimiz oradadır.

Boğaz ağrısı, kalp krizleri, timüs, solunum, karın, prostat/ genital (cinsel organ) ve kolon (bağırsak), omurga "problemleri" ruhsal (spiritüel) gücümüzü kullanmamakla ilgilidir. Bu sorunlarda "görünen" her ne olursa olsun, gerçek neden Ruhun yaralanması ve kişinin kendi Ben'inin gerçeğini ifade edememesidir.

BEDENİN DIŞI / İÇİ

Çok nadiren bedenimizin içinde / dışında ağrı hissederiz. Ön / arka, sağ / soldan farklı olarak, kollarımızın, ayaklarımızın, gövdemizin içinden / dışından bahsediyoruz.

Bedenin dışı yang (erkek), içi yin (dişi) enerjidir. Örneğin, kolumuzun tüylü bölgesi dış, nispeten tüysüz bölgesi iç kısmıdır. Bacaklarımızın dışa bakan bölgesi dış, içe bakan bölgesi iç kısmıdır. Genel olarak kol ve bacaklarımızın dışa bakan bölgeleri daha tüylü, içe bakan bölgeleri daha az tüylüdür. Gövdemizin yanları dış kısım, orta çizgiye doğru bölümleri iç kısımdır.

Bedenin dışı:

Çevresel koşullardan **şimdi** nasıl etkilendiğimizle ilgilidir. Bu, insan, olay ya da durum olabilir. Bu bir **kontrol** sorunudur. Ya gerçek bir erkek (baba, eş, patron, rakip) bu sorunla bağlantılıdır ya da siz sol beyninizi **çok az** ya da **çok fazla** kullanıyor olabilirsiniz. Yani denge yoktur.

Bedenin içi:

Ruhsal (spiritüel) boyutunuzu reddetmekle ilgilidir. Bu bir **yaratıcılık** sorunudur. Ya gerçek bir kadın (anne, eş, patron, rakip) bu sorunla bağlantılıdır ya da siz sağ beyninizi **çok az** ya da **çok fazla** kullanıyor olabilirsiniz. Yani denge yoktur.

Cilt sorunları bedenin dışıdır. Sorunlar bedenin sol tarafında ise yaratıcılık ya da dişi enerji ile, sağ tarafında ise kontrol ya da erkek enerjiyle ilgili sorunlar vardır.

Cildin dışında ve içinde sivilceler çıkabilir; örneğin, kolunuzun / bacağınızın tüylü olan dış kısmında ya da nispeten tüysüz olan iç kısmında. Bu sivilceler ya da ağrılar ağırlıklı olarak bedenin iç kısmında ise **yaratıcılık**, dış kısmında ise **kontrol** ile ilgilidir. Her yerde ise hem yaratıcılık, hem kontrol sorunu vardır. Yani **içsel güç** yadsınmaktadır.

Bedenimizin sol kısmında nadiren "fiziksel sorunlar" yaşarız. Neden? Çünkü sağ beyin bütünseldir. En zor koşullarda bile rahat bakış açısına sahiptir.

Ama yaygın bir sorun olan diyabet, pankreasın iyi çalışmaması sorunudur ve bedenin sol tarafıyla ilgilidir. Sembolik olarak, pankreas sorunu hayatın **tadını** ve yaratıcılığını kaybetmemizle ilgilidir. Sağ beyin yaratıcılığının ciddi boyutta engellendiğinin göstergesidir diyabet.

SPORTİF SAKATLANMALAR

İmajı korumak, kendini kanıtlamak için çok fazla çaba sarf etmek;

Takımdaki kişilere, koça, takıma tepki duymak;

Senden beklenenlere duyulan öfke;

Erkekliğine / kadınlığına bir saldırı hissetmek.

Kaslar sağ bacakta çekiliyorsa ya da sakatlanma sağ tarafta ise: Erkek cinselliği / Baba ile ilgilidir.

Kaslar sol bacakta çekiliyorsa ya da sakatlanma sol tarafta ise: Kadın cinselliği / Anne ile ilgilidir.

Not: Ayrıca sakatlandığınız yerler için ilgili bölgeler ve organlara bakınız.

AYAK BASMA YÖNLERİ

Ayaklarınızın basma yönü hayatta nereye gittiğinizle ilgilidir.

İki ayağın düz basması:

Amaçlı, direkt, nereye gittiğini bilen, geçmişin yükünü geçmişte bırakmayı bilen kişilik.

Sağ ayağın dışa basması:

Kontrol sorunu olan kişilik. Kişi kontrolü elinde tutup tutamayacağına emin değildir. Öfkenin temel hedefi erkektir (Baba).

Hayatımızda olan gerçek erkekleri ya da **içimizdeki** Erkek Enerji'nin gücünü yadsımak. Çok fazla çaba göstermek, "Her şeyi tek başıma yapmalıyım" inancı.

Sol ayağın dışa basması:

Yaratıcılığın kendimiz ya da başkaları tarafından bastırılarak yadsınması. Öfkenin temel hedefi kadındır (Anne).

Hayatımızda olan gerçek kadınlar ya da **içimizdeki** Dişi Enerji'nin gücünü yadsımak. Boşa kürek çekme duygusu, "Kimse benim ne söylediğimle ilgilenmez" inancı.

İki ayağın da dışa basması:

Kendini kapana kısılmış hissetmek. Hem erkeklere hem kadınlara öfke duymak (Anne ve Baba).

"Hayatımı istediğim gibi **kontrol** edemiyorum", "Seçenekleri nasıl **yaratacağımı** bilmiyorum" duygusu. İçimizdeki Erkek **gücü** ve Dişi **yaratıcılığı** yadsımak.

"Kimseye güvenemem" ve "Kimse beni umursamaz" duygusunu birlikte hissetmek.

İki ayağın da içe basması:

Çok, çok düşük özsaygı. "Hiç kimseye, hatta kendime bile güvenmiyorum" duygusu. Kendine duyulan derin güvensizlik.

Eh, Beden PiKi barometresine bir giriş yaptık. Günlük yaşamda kendiniz ve sevdikleriniz için uygulayabileceğiniz çok şey var. Tüm bu bahsettiklerimiz bilinç boyutunuzun tümüyle ilgili. Ödüller harika. Keyfini çıkarın.

Bedenimiz bizim en bilge rehberimiz!

Hayat gerçekten harika; tabii değerini bilenler için.

İnsan kurallara sığmaz!

PiKi SAĞLIK REHBERİNİ NASIL KULLANACAKSINIZ?

Hastalıklar duygularımızın bize verdiği mesajların bedenimizdeki yansımalarıdır. Hastalıkları düşman olarak ya da başımıza gelen "kötü" bir şey olarak gördüğümüzde, hastalığımıza kızdığımızda sağlığımıza kavuşmayı geciktiririz.

Düşmanımız bize "kötülük" yapar. Ama dostumuz bize destek olur. Hastalıklar, bize iç dünyamızdan mesaj getiren postacı dostumuzdur. Bu nedenle önce hastalıklarımızla dost olmamız, sonra dostumuzla barışçıl bir şekilde vedalaşmamız önemlidir.

Tıpkı uzak diyarlara giden ve bir daha geri gelmeyecek bir dostla vedalaşmak gibi. Hastalıklarımızın da sağlığımızın da yaratıcısının kendimiz olduğunu idrak etmek, gücümüzü kendi lehimize kullanabilmemizi de sağlar.

Sağlık Olsun'da yer alan hastalıkların her biri için **afirmasyon, çapa sözcük, renk** ve **sembol** bulunmaktadır.

1. ADIM

Hastalığınızla ne kadar barışık olduğunuzu tespit edin.

Hastalığınızla/ sorununuzla ne kadar barışık olduğunuzu tespit etmek için kendinize 1 ila 10 arası puan vererek

Kol Testi yapın. (1- Hiç barışık değil, 10- Tümüyle barışık anlamına geliyor.) 1'den başlayarak 10'a kadar her sayıdaki durumu tek tek test edin. Sınama sırasında bir rakam en güçlü tepkiyi verecektir; güçlü olan rakamı not edin.

Diyelim ki 4'te güçlü yanıtını aldınız. Bu yetinebileceğiniz bir nokta değildir çünkü burası hastalığınızla ancak yüzde 40 oranında barışık olduğunuz noktadır.

Oysa amacımız, Kol Testi'nde 10 rakamına ulaşmak ve burada **güçlü** yanıtı almaktır. Bu da hastalığınızla tümüyle barıştığınız, verdiği dersi aldığınız ve artık ondan özgürleşmeye hazır olduğunuz anlamına gelir.

2. ADIM

Üçlü Canlandırma Vuruşu yapın.

Üçlü Canlandırma Vuruşu yaparken her vuruş noktasında boş bırakılan noktalı kısımlara hastalığın (sorunun) ismini koyarak aşağıdaki cümleleri (cümlelerin arasında derin nefes alarak) tekrarlayın. (Her vuruş yirmi saniye kadar.)

Diğer noktaya geçtiğinizde cümleleri baştan alarak tekrarlayın.

.... geçirmeme (sorununa) rağmen kendimi seviyor ve kabul ediyorum.

.... geçirmeme (sorununa) rağmen kendimi derinden seviyor ve kabul ediyorum.

Bedenim .... hastalığını (sorununu) geçirip iyileşmeye hazır, istekli ve yeterli.

Ben........... hastalığını (sorununu) geçirip iyileşmeye hazır, istekli ve yeterliyim.

Bu sorunun bana vermek istediği mesajı aldım. Ona şükran duyuyorum ve onu sevgiyle uğurluyorum.

Sağlıklı olmaya layığım.

Bedenimin iyileşmesine izin veriyorum.

ÜÇLÜ CANLANDIRMA VURUŞU

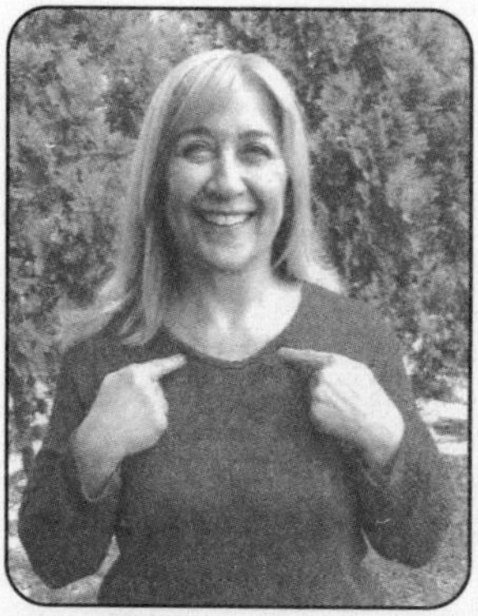

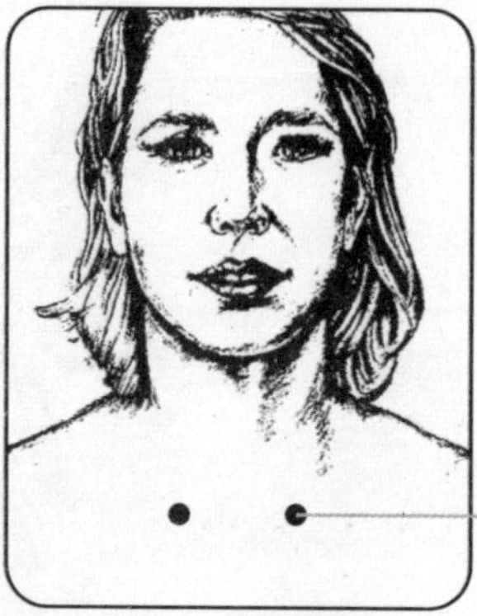

B-27
(1. Vuruş)

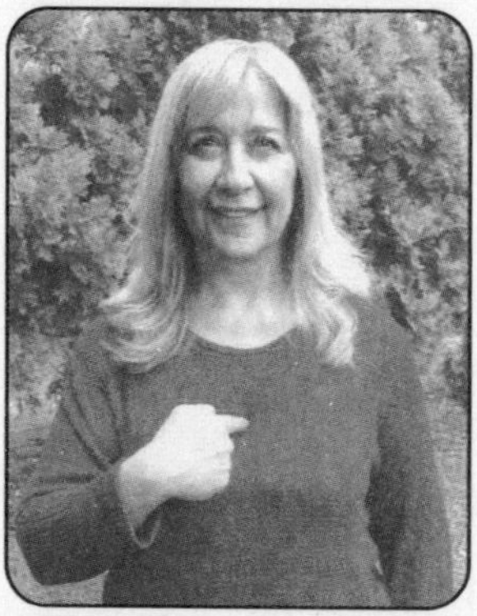

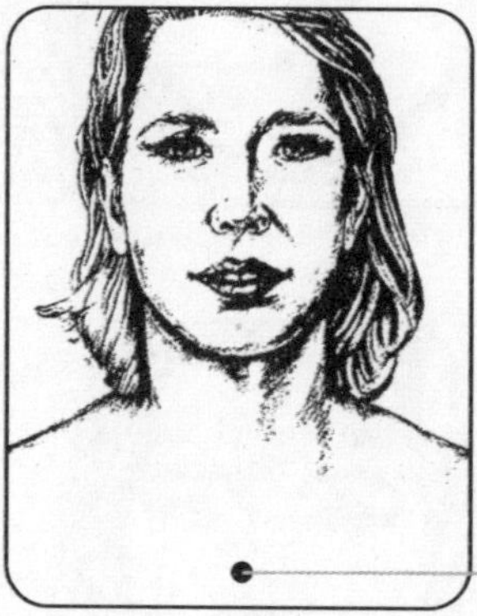

Timüs
(2. Vuruş)

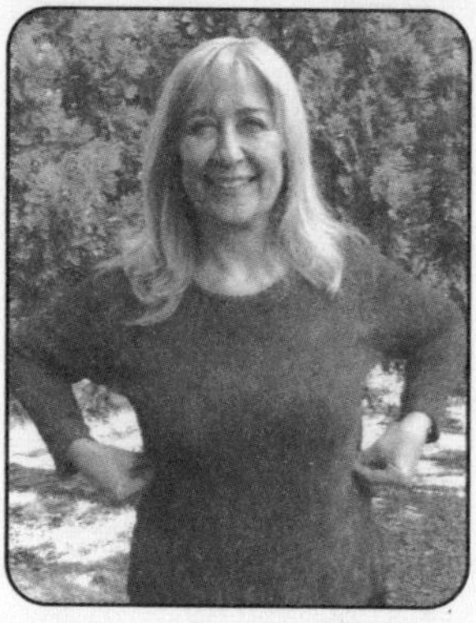

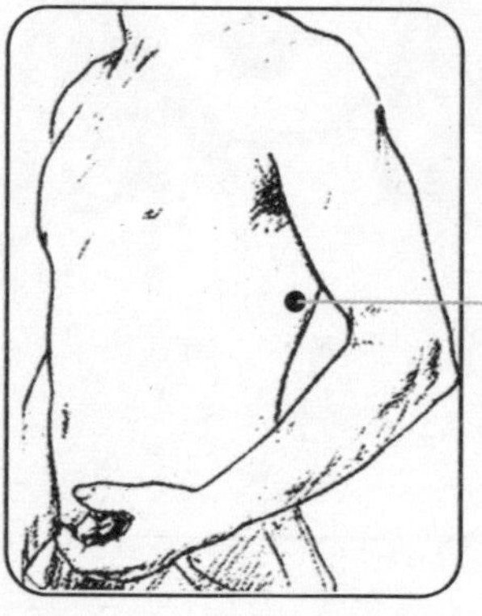

Dalak
(3. Vuruş)

VURUŞ NOKTALARI

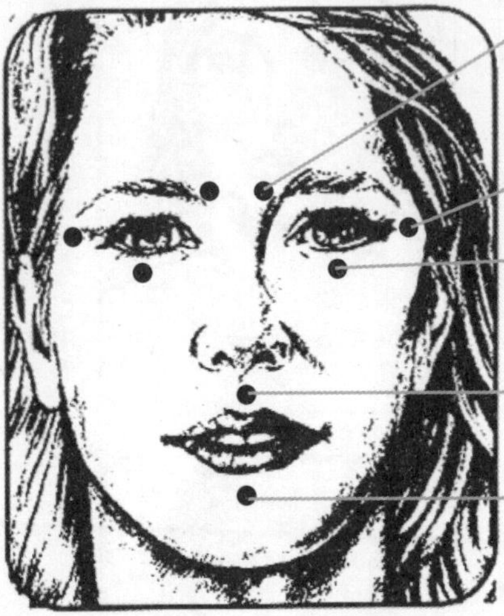

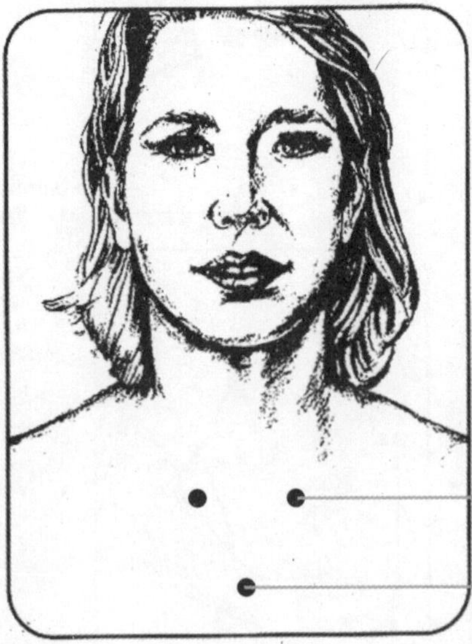

VURUŞ NOKTALARI

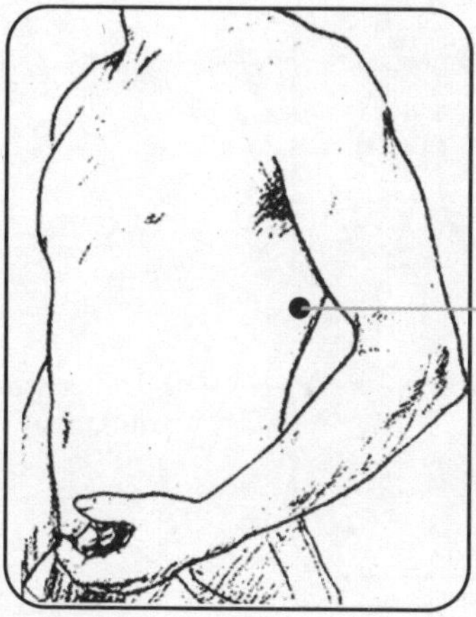

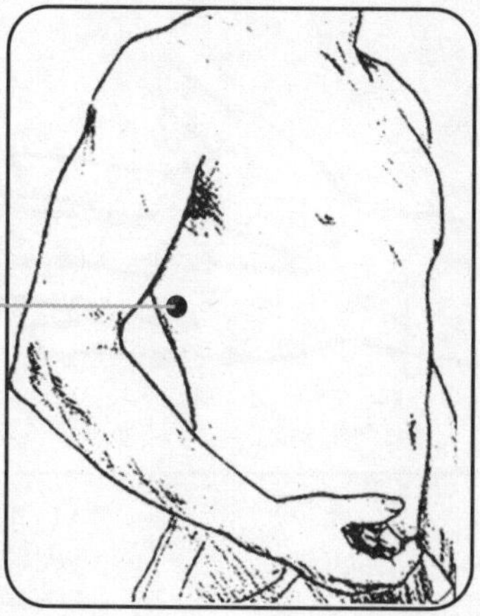

VURUŞ NOKTALARI

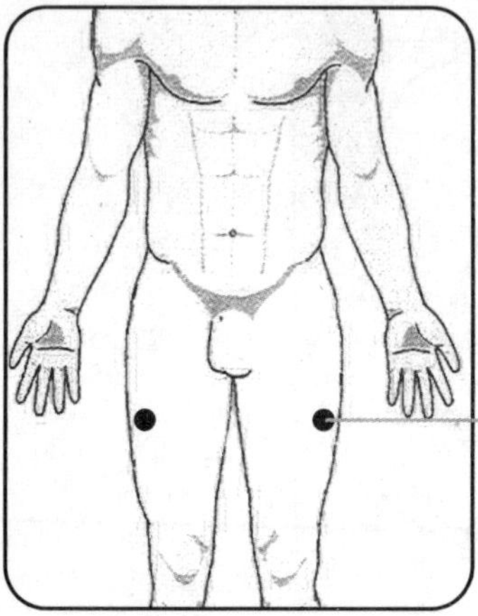

9. Uyluk yanları noktaları

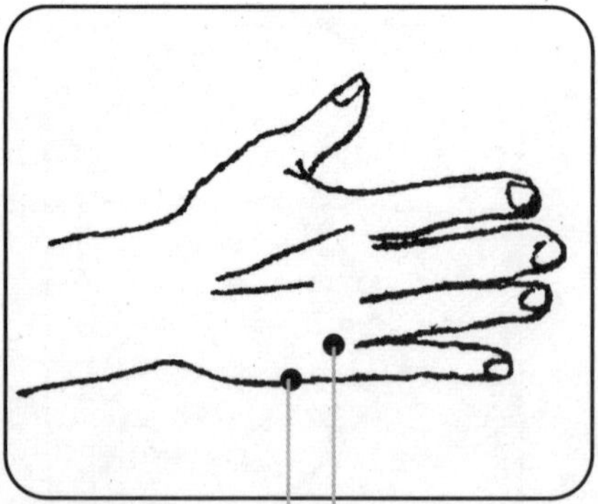

10. İki elde Karate vuruşu noktaları (Ellerinizin yanları)

11. İki elde küçük parmak ile yüzük parmağı arası noktasına vuruş

3.ADIM

Çapa sözcüğünüzü kullanarak vuruş noktalarına vurun.

Vuruş noktalarına aşağıdaki sıralamayla hastalığınızın *çapa* sözcüğünü söyleyerek vuruş yapın.

Vuruş noktaları:

Kaş içi
Göz dışı
Göz altı
Burun altı
Dudak altı
B-27 noktaları
Timüs
Dalak noktaları (koltukaltlarından on santim aşağıda)
Uyluk yanları (kalça ile diz arası)
İki elde karate vuruşu noktaları (ellerinizin yanları)
İki elde küçük parmak ile yüzük parmağı arası

4. ADIM

Yeniden Kol Testi yaparak bedeninizle barışıklık seviyenizi tespit edin.

Bu vuruşları tamamladıktan sonra yeniden Kol Testi yapın. 10'da güçlü yanıtını alıyorsanız istediğimiz sonuç budur.

5. ADIM

10'dan aşağı bir sonuç aldıysanız, basamakları yeniden tekrar edin.

Amacınız Kol Testi'nde 10'da güçlü yanıt almanızdır.

Artık bedeninizle ve hastalığınızla dost olmayı başardınız. Bedeniniz iyileşmeniz için size destek olacaktır. Günlük egzersiz yapmak, derin nefes almak, sağlıklı beslenmek, düşünce, duygu ve davranışlarınızı değiştirme sorumluluğu yine size aittir.

6. ADIM

Her hastalığın / sorunun iyileşmesine destek verecek renklerin ve çakralarla bağlantılı olan sembollerin afirmasyonlarla birlikte kullanımıyla iyileşme serüveninizde yaşam sevinciyle dolun ve Hayata Yuppiiiiii deyin.

RENKLER

Açık limon sarı	Safran sarı
Turuncu	Vişne kırmızı
Gül pembe	Gül kırmızı
Kızıl kestane	Kırmızı kahverengi
Gök mavisi	İndigo mavisi
Şeffaf	Siyah
Derin mor	Leylak
Zümrüt yeşil	Açık yeşil
Sarı altın	Beyaz altın

RENGİ KULLANMAK

Hastalığınızın (sorununuzun) rengini üzerinizde taşıyabilir, bu renk giysiler ve iç çamaşırları giyebilir, bulunduğunuz ortamda bu renkte dekoratif nesneler kullanabilirsiniz.

Yatak çarşaflarınızı renginizden seçebilirsiniz.

Afirmasyon cümlenizi tekrar ederken veya meditasyon yaparken de renginizin nefesini alıp verdiğinizi imgeleyebilirsiniz.

Renginize uygun saksı çiçeklerini masanıza koyabilirsiniz.

Eğer hastalıklı bölgeniz müsaitse, renginizi o bölgenize sarabilirsiniz. Örneğin; boğazınız ağrıyorsa boğazınızı mavi bir kumaş ya da eşarpla sarmalarsanız iyileşmenizi hızlandırırsınız.

Ayrıca renginizi taşıyan besinleri daha sıkça tüketin. Örneğin mor için patlıcan, turuncu için havuç ve portakal, kırmızı için domates, kırmızıbiber gibi.

SEMBOLÜ KULLANMAK

Sembollerin kinesiyolojide vücudun enerji merkezleri olan çakralarla ve çakraların dengelenmesi ile bağlantısı vardır. Her sembol kendine özgü vibrasyonun frekansını yayan bir enerjiyi simgeler.

Hastalığınız için belirtilen şekli hem sağ hem sol elinizle aklınıza geldikçe afirmasyon yaparak bir kâğıda çizin. Sembolünüzü havaya ya da avucunuzun içine de çizebilirsiniz.

Afirmasyonu yüksek sesle veya içinizden yapabilirsiniz. Yeter ki söylediklerinizi hissedin. Çizimlerinizde hastalığınızın renginde bir boya kalemi kullanmanızı öneririm.

SEMBOLLER

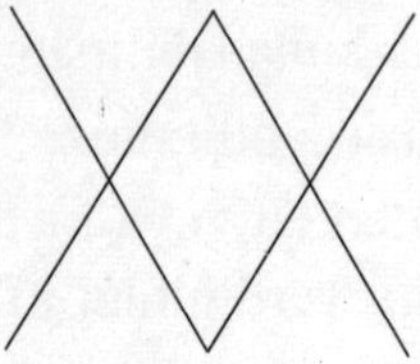

Çift Çapraz

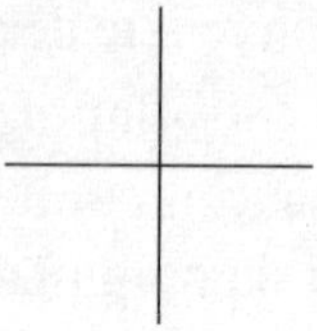

Artı

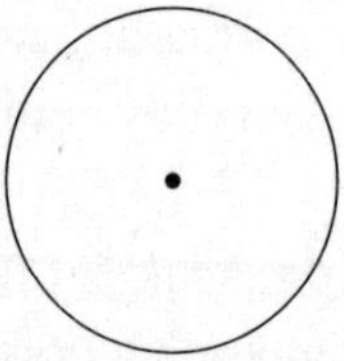

Daire

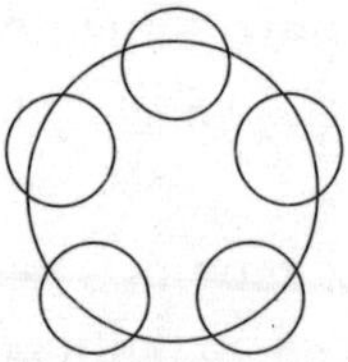

Çemberlerin Dansı

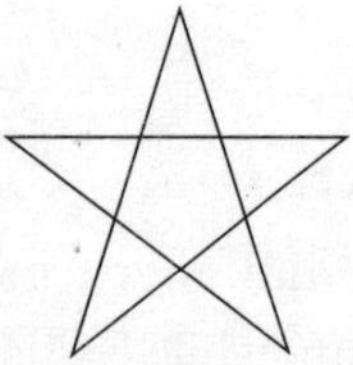

Yıldız

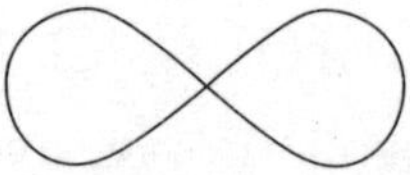

Sonsuzluk

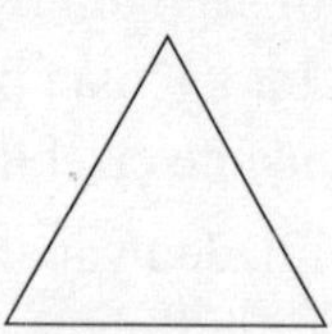

Üçgen

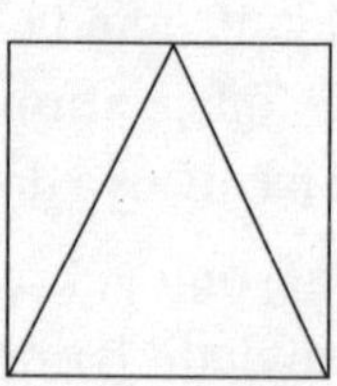

Kare İçinde Üçgen

BİRKAÇ ÖNERİ DAHA

Sabah uyandığınızda ve akşam yatmadan önce:

Bedeninizi renginizin ışığından oluşturduğunuz bir kalp ya da çemberle kuşatarak bedeninizin içini ve dışını ışıkla yıkadığınızı imgeleyin.

Suyun belleğinden ve renginizin gücünden yararlanın:

Renginize uygun cam bardak ya da sürahiyi suyla doldurun. Sürahinin üzerine kendi el yazınızla "**Sağlık iksirim**" yazılı bir kâğıt yapıştırın. Güneşin altında bir saat bıraktıktan sonra için. Bunu iyileşene kadar her gün yapın.

(Sürahiyi ya da bardağı ağzından toz girmeyecek şekilde kapatarak pencerenin dışına koyabilirsiniz.)

Afirmasyon cümlelerinizi sıkça hissederek tekrar edin:

Afirmasyonlarınızı ne kadar sık ve hissederek tekrarlarsanız yararını o ölçüde görürsünüz. Cümlenizi kendi el yazınızla bir kâğıda yazarak yanınızda taşıyabilir ve her yerde tekrarlayabilirsiniz. Cümlenizi yapışkan not kâğıtlarına (post-it) yazarak aynanıza, bilgisayarınıza, buzdolabınıza, sıkça görebileceğiniz yerlere yapıştırabilirsiniz.

Başlangıçta afirmasyon yaparken söylediklerinize inanmasanız bile bir süre sonra tekrar ede ede inanmaya başlarsınız.

Afirmasyonların amacı hastalıkları tedavi etmek değil, kendini sevmeyi, kendine değer vermeyi, kendini takdir etmeyi, kendini affetmeyi, kendinle barışmayı sağlamak için bakış açınızı genişletmektir.

Kendinize ayırdığınız zamanın düzenliliği ölçüsünde iyileşmeniz hızlanacaktır. Zaten tüm hastalıkların ortak noktalarından biri kendimize kaliteli zaman ayırma konusunda cömert olmamamızdır.

Hastalıktan sağlığa doğru yapılan yolculuk;

Kendini aşağılamaktan kendini kabul etmeye...

Kendini eleştirmekten kendini affetmeye...

Kendini beğenmişlikten kendini beğenmeye...

Kendini reddetmekten kendini sevmeye...

Bedenin bilgeliğinin rehberliğiyle kendimize doğru yaptığımız bir "kendini tanıma" yolculuğudur.

Önemli Not: *Sağlık Olsun*'da yer alan bazı hastalıklar için uygulamalar hasta kişinin bebek, çocuk, zihinsel/bedensel engelli olması, sizden uzakta yaşaması ya da aciliyet içeren durumlarda "vekil" olarak onun adına sizin tarafınızdan yapılabilir.

Bu yöntem **PiKi İleri** workshopunda öğretilmektedir. Bu uygulama için temel bilgilerin yanı sıra ileri düzey bilgileri gerekmektedir. ***Bedenin Bilgeliği*** **Psiko Kinesiyoloji – PiKi İleri** kitabında yer vereceğim bu uygulamaları yazı ile anlatmanın zorluğunu yaşıyorum. Bu, bisiklete binmeyi yazıyla öğretmek gibi bir şey.

Ama *Sağlık Olsun*, kendinize uygulayabileceğiniz harika bir destek ve sevdiklerinizin hastalıklarını/sorunlarını anlamanız için yol gösterici bir rehber olacaktır.

Yine hatırlatalım: Şu anda hastalık semptomlarını ortadan kaldırmak için ilaç ve ameliyat gibi tedavi yöntemlerini kullanıyor olsanız bile bedeninizin bilgeliğinin rehberliğinden de yararlandığınızda iyileşme sürecinizi hızlandırabilirsiniz.

PiKi SAĞLIK REHBERİ

ADDİSON

Derin korkulardan dolayı hayatta adım atamamak ve bu nedenle kendine duyulan kızgınlık.

Afirmasyon: Kendimi seviyorum ve gücüm gittikçe artıyor.
Korkularımın yerini güven alıyor.
Kendime güveniyorum.

Çapa: Güven
Renk: Zümrüt yeşili
Sembol: Çift çapraz

ADENİT

Çocuklarda
Çocuğun kabul gördüğünü hissetmemesi;
Evde karmaşa;
Bulunduğu ortamda kısıtlanmışlık;
İstenmemişlik duygusu.

Afirmasyon: Ben değerliyim.
Sevgiyle ışıldıyorum.
Sevgi hayatımı dolduruyor.
Ben sevgi çocuğuyum.

Çapa: Değerli
Renk: Sarı altın
Sembol: Kare içinde üçgen

Yetişkinlerde
Aşırı bencillik;
Gaddarlık;
Yoğun değersizlik duygusu.

Afirmasyon: Kendimi sevdikçe huzurum artıyor.
Kendimi sevdikçe başka insanları seviyorum.
Vermeyi ve paylaşmayı seviyorum.
Başkalarına sevgi ve değer verdikçe çoğaldığımı hissediyorum.

Çapa: Sevgi
Renk: Zümrüt yeşili
Sembol: Çift çapraz

ADRENAL PROBLEMLERİ
Kendini kurban gibi hissetmek;
"Hayat zor" inancı;
Yenilmişlik duygusu;
Kendinden vazgeçiş.

Afirmasyon: Hayatımın kaptanı benim.
Güçlendikçe hayatım kolaylaşıyor.
Ben varım ve değerliyim.

Çapa: Güçlü
Renk: Gül kırmızı
Sembol: Kare içinde üçgen

AĞIZ KOKMASI (Bakınız: NEFES KOKMASI)

AĞRILAR

Yalnızlık duygusu;

Sevgi açlığı;

Dokunulma ve sevilme ihtiyacı;

Tıkanmış enerjinin ağrıyan bölgede toplanması, o bölgede bir şeyin dengesizliği.

Önkol (Dirsekten Bileğe Kadar) ve Baldır (Diz Altı) Ağrıları

Kendini hedeflerine ulaşmada yetersiz hissetmek;

Kendi değerlerine ve isteklerine göre yaşayamamak;

Kendini olmak istediğine layık görememek;

Acı ve suçluluk duygusu.

Afirmasyon: Ben olmak istediğimi gerçekleştirmeye layığım.

Kendi hayallerimi gerçekleştirme gücüne sahibim.

Ruhumun arzularını gerçekleştirmek için dünyaya geldim.

Hayata ve kendime güveniyorum.

Farklılığım benim özgünlüğümdür.

Kendimi onaylıyorum.

Boyun, Kol, Omuz ve Uyluk Ağrıları

Şevk duygusu eksikliği ve husumet duymak;

Aşırı yük taşıdığını hissetmek;

Durumları değerlendirmede geniş açıdan bakamamak ve duygusal tepkiler vermek.

Afirmasyon: Sevgiyle ve heyecanla yaşam serüvenine katılıyorum.

Kendi sorumluluğumu taşıyorum ve sadece tutabileceğim ve yerine getirmekten keyif alacağım sözler veriyorum.

Hayatımın doğal akışına izin veriyorum.

Dirsek ve Diz Ağrıları

Kendine güvenememek ve bir şeyleri (kişi, konum, para vb.) kaybetme korkusu.

Afirmasyon: Kendime güven duyuyorum.

Bugüne kadar başardığım şeyler için kendimi takdir ediyorum.

Risk almak bana heyecan veriyor.

Kaybetmenin de kazanmanın da hayatın geliştirici döngüsü olduğunu biliyorum.

Hatalarım benim değerli öğretmenlerim.

Gelişime açığım.

El ve Ayak Ağrıları

Ait olma duygusu eksikliği ve ayrılık duygusu, kendini başka insanlardan kopuk hissetmek.

Afirmasyon: Ben özgünüm ve farklıyım.

Aynı zamanda insanlık ailesinin eşsiz, benzersiz ve vazgeçilmez bir parçasıyım.

Seviyorum ve seviliyorum.

El ve Ayak Bilekleri Ağrıları

İçinde bulunulan ortamda ahenk ve uyum eksikliği ve umursamazlık, boş vermişlik duygusu;

Kayıtsız kalarak kendini korumaya çalışmak.

Afirmasyon: Hayatım ahenk ve uyum içinde.

Her şey yerli yerine oturuyor.

Bu sürece heyecanla katılıyorum.

Küçük mutlulukların değerini biliyorum.

Göğüs (Akciğer, Kalp) ve Göbek Altı Bölgesi Ağrıları

İsteksizlik ve kızgınlık duygusu.

Afirmasyon: Suçlamalardan ve mazeret üretmekten özgürleşiyorum. Hayatımın değeri ve kalitesi kendi sorumluluğum arttıkça artıyor.

Hayata şevkle sarılıyorum.

Kendimi ve başkalarını affederek özgürleşiyorum.

Karın (Mide) Ağrıları

Bir şeyleri kabul edememek ve sürekli mücadele halinde olmanın yarattığı stres.

Afirmasyon: Elimden gelenin en iyisini yapıyor ve gerisini akışa bırakıyorum.

Hayat her yönüyle ilginç bir serüven.

Serüvenin tadını çıkarıyorum.

Her acının bir armağanı, her armağanın bir bedeli olduğunu kabul ediyorum.

Koltuk Altları ve Kalça Bölgesi Ağrıları

Amaçsızlık ve içerleme duygusu.

Afirmasyon: Gerçekten kim ve ne olduğumu bilmeye hazırım.

Hayat misyonum doğrultusunda yürümeyi seçiyorum.

Hayatın bana verdiği ipuçlarını yakalıyorum.

Öz sorumluluğumu alıyorum. Kendimi seviyorum.

Not: Bu duyguların süresi uzadığında, o bölgede ağrılar hastalıklara dönüşür. Ağrılar bir şeyleri yanlış yaptığımıza dair bedenin verdiği tehlike sinyalleridir. Ağrı kesici almak yerine ağrıların mesajına kulak vermek bilinçli bir seçim olur.

Her ağrı bölgesinin kendine özgü afirmasyonunu yapın ve tüm ağrılar için aşağıdaki ortak çapa, renk ve sembolü kullanın.

Çapa: Enerji
Renk: Turuncu ve indigo mavi
Sembol: Çemberlerin Dansı

AFT (AĞIZ YARALARI)

Moral bozukluğu ve stres;
Aile içi iletişimsizlik;
Dile getirilememiş sorunlardan dolayı kendini yiyip bitirmek;
Karşı cinse öfke duymak;
Cinsellikle ilgili kızgınlık ve tatminsizlik duygusu.

Afirmasyon: Yaratıcı ve üretkenim.
Kendimle ve hayatla barışığım.
Rahatlıyorum ve kendimi akışa bırakıyorum.

Çapa: Rahat
Renk: Gül pembe
Sembol: Yıldız

AİDS

Savunmasız ve umutsuz hissetme;
Büyük ve derin öfke;
"Yeterince iyi değilim" inancı.

Afirmasyon: Umutluyum. Bedenimi seviyor ve değerini biliyorum.
Benim için yepyeni kapılar açılıyor.

Çapa: Umut
Renk: İndigo mavi
Sembol: Artı

AKDENİZ ANEMİSİ (Bakınız: TALASEMİ)

AKNE

Suçluluk duygusu;
Kendinden hoşlanmamak;
Olanı yadsımak;
Kendisiyle yüzleşmeye yanaşmamak.

Afirmasyon: Olanı olduğu gibi kabul ediyorum.
Pozitif değişim sürecindeyim.
Kendimle yüzleşmeye hazırım.

Çapa: Doğal
Renk: Beyaz
Sembol: Daire

AKCİĞER PROBLEMLERİ

Onay alamama;
Sevgiyle ilgili incinmeler;
Hayatın tekdüzeliği.

Afirmasyon: Hayatı içime dolduruyorum.
Sahip olduğumu bilmediğim yeteneklerimi keşfediyorum.
Hayatım gittikçe renkleniyor.

Çapa: Onay
Renk: Leylak
Sembol: Sonsuzluk

ALACA (Bakınız: VİTİLİGO)

ALERJİLER

Yakın ilişkilerde eleştirel tutuma duyulan öfkeyi bastırmak;
Kendini tıkanmış hissetmek;
Dayatılan kurallara, ritüellere, kurumlara boyun eğmeye zorlanmak;
Kontrolcü ebeveyne çocukluk döneminden gelen derin bilinçaltı tepki;
Kişinin kendisi olmasına izin verilmemesi.

Afirmasyon: Özgürüm ve güçlüyüm.
Özelim ve değerliyim.
Yaratıcı vizyonuma uygun yaşamayı seçiyorum.

Çapa: Özgürlük
Renk: Vişne kırmızı ve turuncu
Sembol: Yıldız ve Artı

ALKOLİZM (Bakınız: BAĞIMLILIKLAR)

ALS

Ana rahminde geçirilen huzursuz dönem;
Annenin derin huzursuzluğunun bebeğe yansıması;
"Hayat çok tehlikeli" inancı ve hayata duyulan derin öfke;
Sürekli tehdit altında olma duygusu;
Bir şeyleri derinden unutmak istemek;
Hem vazgeçmek hem savaşmak istemek.

Afirmasyon: Hayat dost bir yer.
Yaşamın zenginliklerini hak ediyorum.
Zekâm ve ruhum uyum içinde kendisini ifade ediyor.

Çapa: Dost
Renk: Derin mor ve sarı altın
Sembol: Yıldız ve Daire

ALZHEİMER
"Artık yaşamla başa çıkamayacağım" duygusu;
Acizlik duygusu ve kendini güvende hissedememek;
Çocukluğun güvenli ortamına geri dönme arzusu;
Aile üyelerini yönetme ve merkezde olma arzusu.

Afirmasyon: Güvendeyim. Hayatın değerini biliyorum.

Çapa: Güven
Renk: Sarı altın
Sembol: Kare içinde üçgen

AMNEZİ (BELLEK KAYBI)
İnisiyatif alamamaktan dolayı hissedilen çaresizlik;
Yaşam problemlerinden / hayattan kaçmak;
Gelecek korkusu.

Afirmasyon: Hayatıma sahip çıkıyorum.

Çapa: Şimdi
Renk: Sarı altın
Sembol: Daire

ANEMİ (KANSIZLIK)
Hayatını kontrol edememenin kendine yönelik kızgınlığı;
"Hayat istediğim gibi gitmiyor" duygusu;
Başkalarını sömürmekte usta olmak ama kendisinin sömürülmesine öfke duymak;
Haz yoksunluğu;
Derin tamamlanamamış yas.

Afirmasyon: Kendimi hayatın akışına bırakıyorum.
Hayata şükran duyuyorum.
Zihnimi hoş düşüncelerle dolduruyorum.

Çapa: Şükran
Renk: Safran sarı
Sembol: Çemberlerin Dansı

ANOREKSİ (Bakınız: YEME BOZUKLUĞU)

APANDİSİT

Hayatla ilgili gereksiz korkular;
Korkularla baş edememek.

Afirmasyon: Dolu dolu özgürce yaşamayı hak ediyorum.
Beni sevgi yönlendiriyor.
Sevgiyle isabetli seçimler yapıyorum.
Hata yapsam da değerliyim. Hatalarımdan öğrenerek gelişiyorum.

Çapa: Özgürlük
Renk: Açık limon sarı
Sembol: Kare içinde üçgen

APNE

Sonucunun olumsuz olacağı bilinen uzun süreli durumlara direnmek ve gerçekleri yok saymaya çalışmak;
Kaçınılmaz bir durumdan kaçmaya çalışmak.

Afirmasyon: Olanı kabul ediyorum ve oluruna bırakıyorum.
Hayatın zenginliklerine ve getireceklerine açığım.

Çapa: Huzurlu
Renk: Zümrüt yeşili
Sembol: Çift çapraz

ARPACIK

Görmek istenmeyen bir gerçeği görmek zorunda kalmak ve bu durumu kaldıramamak;

Açgözlülük etmek ve dürüst olmamak;

Başkasının haklarına bir şekilde tecavüz etmek;

İstenilen bir şeyi, bedelini ödemeden aldıktan sonra yaşanan suçluluk duygusunu rasyonalize etmeye çalışmak;

Kendi hatalı davranışına rağmen haksızlığa uğrayan senmişsin gibi davranmak ve gerçeği görmeyi reddetmek.

Afirmasyon: Gerçekleri görmeyi seçiyor, olanı olduğu gibi kabul ediyorum. Kendi haklarımı ve sınırlarımı biliyorum. Başkalarının haklarına ve sınırlarına saygı gösteriyorum.

Çapa: Dürüst
Renk: Açık limon sarı
Sembol: Artı

ARTERİYOSKLEROZ (Bakınız: DAMAR SERTLİĞİ)

ARTRİT

Kendini ve başkalarını acımasızca eleştirmek;

Kindarlık;

Kendi inançlarının doğruluğuna sımsıkı yapışmak;

Katı düşünmek ve hissetmek;

İlle de haklı olma ihtiyacı;

Mükemmeliyetçi, kontrolcü kişilik.

Ellerde ve ayaklarda:

Bırakmakta zorluk çektiğiniz şey ne? Kendinizden ya da başkalarından ayrılmakta zorluk çektiğiniz şey ne?

Neye doğru gitmemekte direniyorsunuz?

Afirmasyon: Haklı olmak yerine mutlu olmayı seçiyorum. Mutlu düşünceler sağlığımı yaratmama yardımcı oluyor. Yeni düşüncelere açığım. Yepyeni adımları cesaretle atıyorum.

Çapa: Esnek
Renk: Kırmızı kahverengi
Sembol: Çemberlerin Dansı

ASTIM

Çocukluk korkularının tekrarlanması;
Bilinçaltı bağımlı olma arzusu;
Kronik korkular ve endişeler;
Bastırılmış üzüntü ve gözyaşı;
Bir ebeveynden, genellikle babadan korkmak;
Karşı çıkmaya çalışmak ama çıkamamak.

Afirmasyon: Gücüme sahip çıkıyorum.
Derin ve dolu dolu nefes alıyorum.
Nefesimle besleniyorum.

Çapa: Güçlü
Renk: Gül kırmızı
Sembol: Kare içinde üçgen

AYAK BİLEKLERİ BAĞ YARALANMALARI

Düşme korkusu;
Başaramama korkusu;
İçinde bulunduğun durumda dengeyi yitirmiş hissetmek;
Esnek olamamak.

Afirmasyon: Başarı benim doğal hakkım.
Seçtiğim yolda ahenk ve uyum içinde ilerliyorum.

Çapa: Denge
Renk: Derin mor
Sembol: Yıldız

AYAK BİLEKLERİ ŞİŞMESİ

Hayat baskısından bunalmak;
Aşırı yorgunluk.

Afirmasyon: Kendime zaman ayırmaya layığım.
Kendimi umursuyorum.
Sahip olduklarımın ve yaratıcılığımın değerini biliyorum.

Çapa: Rahat
Renk: Leylak
Sembol: Yıldız

AYAK BURKULMASI

Gittiğin yola öfkeyle direnmek;
Bir yere gitmek istememek.

Afirmasyon: Hayatın akışına güveniyorum.
Huzurla ve tutarlılıkla ilerliyorum.

Çapa: Sağlam
Renk: Turuncu
Sembol: Yıldız

AYAK MANTARI

Kimlik ve anlam arayışı;
Hayatta gidilen yolu sorgulamaktan korkmak;
"-Meli - malı" gibi toplumsal / ailevi beklentilerle kendi bastırılmış arzularının arasında sıkışıp kalmak;

Gerçekten ne istediğini bilmemenin yarattığı bıkkınlık ve kendini başkalarından kopuk hissetmek;
Zaman savurganlığı ve tekdüze yaşam.

Afirmasyon: Önceliklerimi tespit ediyor ve önceliklerim doğrultusunda yaşıyorum.
Zamanımı etkin, yaratıcı ve üretken biçimde kullanıyorum.
Hayatımı renklendiriyorum.

Çapa: Canlı
Renk: Gül kırmızı
Sembol: Yıldız

AYAK VE AYAK PARMAKLARI SORUNLARI

- **Başparmak**: Gurur incinmesi ile kabul edemediğin ama acilen özfarkındalık gerektiren bir duygu/durum.
- **İkinci parmak**: Korku, endişe ve umutsuzluk.
- **Ortaparmak:** Karşı cinsle yaşanan sorunlarda duyguları ifade etmemek, tepkisizlik. Tükenmişlik.
- **Dördüncü parmak**: İnatçılık, içe atılmış kin ve öfke.
- **Küçük parmak:** Sevgi ve gurur çelişkisinin yarattığı mutsuzluk, ego ve ben çatışması.
- **Ayak krampları:** Yapılması gereken şeylerin birikmesi. Harekete geçme becerisine güvenememek.
- **Ayak terlemesi:** Hata yapma, yetersiz veya aptal bulunma korkusu.

Afirmasyon: Olumlu düşünüyorum, kendime güveniyorum ve cesaretli adımlar atıyorum.

Çapa: Cesur
Renk: Kırmızı kahverengi ve kızıl kestane
Sembol: Çift çapraz

BACAK SORUNLARI

Sağ bacak:

"Her şeyi ben yapmalıyım" inadı;

Gittiğin yolda mantığa çok fazla prim verip duygulara yer vermemek;

Haklı çıkmak uğruna yanlış yola girmek;

Kaybetme korkusu içinde yaşamak.

Sol bacak:

Gittiğin yolda sezgilerin ikazına kulak vermemek;

Daha iyi seçimlerin olduğunu bilmene rağmen risk alamamak;

Yaratıcı adımlar atmaktan korkmak;

Attığın adımların sonuçlarının sorumluluğunu almaktan korkmak.

Afirmasyon: Sağduyuma güveniyorum

Sınırlarımı ve seçimlerimi biliyorum.

Cesaret ve güvenle yolumda ilerliyorum.

Çapa: Seçim

Renk: Turuncu (sağ bacak), mor (sol bacak)

Sembol: Yıldız

BAĞIMLILIKLAR

Umutsuzluk duygusu;

Ruhsal boşluk;

Duygulardan kaçmak;

Sağlıklı düşünememek;

Duygusal boyutta çocuk kalmak;

Kendi hayatının sorumluluğunu üstlenmeye gönülsüzlük;

Değersizlik duygusu;

Onay ve kabul görme ihtiyacı;

Birey olamamak;

"Hayatımda biri yoksa hiçim" duygusu;

Değersizlik duygusu;

Olumsuz duygular içinde hapsolmuşluk hissi;

Duyguları hissetmekten korkmak;

Sevgi açlığı;

Hayatın akışına güvenmemek;

Hayatın belirsizliklerine karşı direnç göstermek;

Aşırı stres.

Tüm bağımlılıkların nedeni aynıdır: Değerlilik veya yeterlilik duygusu ya da her ikisi birden gelişmemiş insanın, içindeki duygusal ve ruhsal doyumsuzluğun yarattığı kocaman boşluğu bir madde ya da aktivite yoluyla doldurmaya çalışmasının nafile çabaları.

Bağımlılıklar, kişinin özsaygı eksikliğini dışsal yollarla -madde ve aktivitelerle- doldurabileceği yanılsamasıyla gelişir.

Yaşamsal sorunları çözemediğimiz için içine sürüklendiğimiz durum (bağımlı hale gelmemiz), kendimize olan saygımızı biraz daha azaltır. Eski halimizle bile sorunlarımızın üstesinden gelmeyi beceremezken, azalan özsaygımızla bağımlılıklarımızın üstesinden nasıl gelebiliriz.

Özsaygı - Öncelikler Listende Kaçıncı Sıradasın?
Saim Koç - Nil Gün / Kuraldışı Yayınları

Birey olamamış kişinin belirli bir madde ya da belirli bir aktiviteye bağımlılığı tesadüfî değildir. Çocukluk döneminde anne babanın disiplin anlayışının nasıl olduğuyla doğrudan bağlantılıdır.

Yani kişi ilk karşılaştığı ve kullandığı maddeye değil, kendi aile yapısına, ailesinin disiplin anlayışına karşılık gelen maddeye yönelim gösterir.

Bağımlılıklar o kadar çeşitlilik gösteriyor ki burada ancak yaygın olanlarına yer verebildim.

Aşağıda sıralanan madde bağımlılıklarında parantez içinde belirtilen yüzde oranları yüz bin küsur kişi üzerinde yapılan araştırmalar sonucunda belirlenmiştir.

Araştırma kapsamındaki kişiler arasında bağımlı olmayan insanlar da vardı.

Psikologlar, deneklerin nasıl bir çocukluk yaşadıkları, ebeveynlerinin onlara nasıl davrandığı bilgisinden yola çıkarak onların bağımlı olup olmadıklarını, bağımlı olanların hangi maddeye bağımlı olduklarını tahmin ettiler.

Tahminlerin isabeti yüzde altmış sekiz ile yüzde yüz arasında değişiyordu.

En düşük isabet oranı esrar (marihuana) kullanımında çıktı. Yüzde altmış sekiz. Bunun nedeni araştırmaya katılan denekler arasında çok azının sadece bu maddeleri kullanıyor olmasıydı.

Genellikle esrarın yanı sıra alkol ya da başka maddeler de kullanılıyordu. Aslında yine de isabet oranı tesadüf olamayacak kadar yüksek bir rakamdı. İsabet oranının yüksekliği gerçekten şaşırtıcı ve düşündürücüydü.

BAĞIMLI İNSANLARDA GÖRÜLEN EBEVEYN DİSİPLİN YAKLAŞIMLARI

Aşırı Kontrol

Çocuğa fazla karışmak;
Çocuğun öfkesini ifade etmesine izin vermemek;
Suçluluk empoze etme aracılığıyla kontrol;
Ebeveynin kendi seçimlerini dayatması.

Öfkeli Kontrol

Katı davranmak;
Ceza uygulamak;
Dırdır etmek.

Aşırı Öfke

Çocuğa tahammülsüzlük;
Sürekli olumsuz eleştiri;
Çocuğun varlığını onaylamak bir yana, reddedici tavırlar içinde olmak.

Öfkeli Özgürlük
Umursamamak;
Görmezden gelmek.

Aşırı Özgürlük
Hiçbir disiplini barındırmayan sınırsız özgürlük;
Çocuğun istediğini yapması.

KİŞİNİN EBEVEYN YAKLAŞIMINA GÖRE MADDE KULLANIM TERCİHİ

Alkol, kokain, antidepresanlar:
Aşırı kontrol ve öfkeli kontrol yaklaşımı (% 95)

Eroin:
Öfkeli kontrol ve öfkeli özgürlük yaklaşımı (% 100)

Tiner, LSD, ecstasy:
Öfkeli özgürlük (% 90)

Esrar (marihuana):
Öfkeli özgürlük ve aşırı özgürlük (% 68)

Her aktivite, dozunda yapıldığında keyif verir. Ama sizin yaşamınız o aktivite ya da maddenin etrafında dönmeye başladığında, günlük yaşamınızı onun etrafında planlamaya başladığınız anda keyif, bağımlılığa dönüşmüştür.

Her türlü bağımlılık en büyük "inkâr hastalığı"dır. Kişi kendi bağımlılığını en son görendir ve kabul etmekte zorlanır; çevresi onu uzun zamandır ikaz etse de.

BELLİ BAŞLI BAĞIMLILIKLAR

- Adrenalin Bağımlılığı
- Alkol, Kokain, Antidepresanlar
- Düzen Bağımlılığı
- Eroin Bağımlılığı
- Esrar (Marihuana)
- Görünüm Bağımlılığı
- Din Bağımlılığı
- İşkolizm
- Kişi Bağımlılığı
- Kumar Bağımlılığı
- Para Bağımlılığı
- Seks Bağımlılığı
- Yemek Bağımlılığı
- Temizlik Bağımlılığı
- Tiner, LSD, Ecstasy
- Televizyon, Telefon, Bilgisayar Bağımlılığı

ADRENALİN BAĞIMLILIĞI

(Tehlikeli sporlar, hızlı araba kullanma v.s)

Afirmasyon: Hayatı seviyorum. Hayatımın mimarı benim.
Varlığımın değerini biliyorum.
Alışkanlığıma dur diyebilecek tek kişi benim.
Ben değerliyim ve yeterliyim.
Öz disiplinimi geliştiriyorum.

Çapa: Dingin
Renk: Zümrüt yeşili
Sembol: Daire

ALKOL, KOKAİN, ANTİDEPRESAN BAĞIMLILIĞI

Afirmasyon: Tüm duygularımın mesajlarını duymayı seçiyorum.

Zihnim berraklaştıkça yaratıcılığım artıyor.

Hayatımın sorumluluğunu aldıkça özgürleşiyorum.

"Hayır" demek istediğimde "Hayır" diyebiliyorum.

Ben değerliyim ve yeterliyim.

Öz disiplinimi geliştiriyorum.

Sezgilerime güveniyorum.

Alışkanlığıma dur diyebilecek tek kişi benim.

Çapa: Berrak
Renk: İndigo mavisi ve derin mor
Sembol: Sonsuzluk

BİLGİSAYAR BAĞIMLILIĞI

Afirmasyon: Hayatımın amacı doğrultusunda sevgiyle ilerliyorum.

Tek başına olmaktan ve yaratıcılığımı ifade etmekten keyif alıyorum.

Zamanımın değerini biliyorum ve zamanı üretkenlikle kullanıyorum.

Alışkanlığıma dur diyebilecek tek kişi benim.

Ben değerliyim ve yeterliyim.

Öz disiplinimi geliştiriyorum.

Çapa: Üretken
Renk: Gül kırmızı
Sembol: Yıldız

DİN BAĞIMLILIĞI

Afirmasyon: Ben yaratıcı ve özgün bir bireyim.

Ruh–Zihin–Beden dengesini kurdukça kendimi daha güçlü ve değerli hissediyorum.

Şimdi ve burada yaşamayı seçiyorum.

Ben değerliyim ve hayatımın değerini biliyorum.

Hayatın eşsiz ve benzersiz bir ifadesiyim.

Hayatımın sorumluluğunu aldıkça özgürleşiyorum.

Çapa: Özgün
Renk: Derin mor
Sembol: Kare içinde üçgen

DÜZEN BAĞIMLILIĞI

Afirmasyon: Spontane yaşamaktan keyif alıyorum.

İçimdeki zenginliği ifade etmek bana keyif veriyor.

Alışkanlığıma dur diyebilecek tek kişi benim.

Ben değerliyim ve yeterliyim.

Öz disiplinimi geliştiriyorum.

Çapa: Spontan
Renk: Turuncu
Sembol: Sonsuzluk

ECSTASY BAĞIMLILIĞI

Afirmasyon: Tek başına da güçlüyüm ve kendimi onaylıyorum.

Mutluluğumun kaynağı içimde.

Hayatın tüm renkleri içimden fışkırıyor.

Hayatımın sorumluluğunu aldıkça ve kendimi sevdikçe özgürleşiyorum.

Yaratıcılığım yaşamla bağımı güçlendiriyor.
Alışkanlığıma dur diyebilecek tek kişi benim.
Ben değerliyim ve yeterliyim.
Öz disiplinimi ve lider ruhumu geliştiriyorum.

Çapa: Güçlü
Renk: Zümrüt yeşili
Sembol: Artı

EROİN BAĞIMLILIĞI

Afirmasyon: Yaratıcılığımı ve içsel gücümü kullanmaktan keyif alıyorum.
Ben değerliyim ve yeterliyim. Sevmeye ve sevilmeye layığım.
Öz disiplinimi geliştiriyorum.
Hayatımın sorumluluğunu aldıkça ve kendimi sevdikçe özgürleşiyorum.
"Hayır" demek istediğimde "Hayır" diyebiliyorum.
Duygusal zekâmı yaratıcı ve yararlı biçimde kullanıyorum.
Bu hayat benim. Hayatımla ilgili aldığım her karar beni güçlendiriyor.
Alışkanlığıma dur diyebilecek tek kişi benim.

Çapa: İçsel güç
Renk: Zümrüt yeşili
Sembol: Artı

ESRAR BAĞIMLILIĞI (MARİHUANA)

Afirmasyon: İçimdeki sevgiyi cesaretle ifade ediyorum.
Zihnim berraklaştıkça yaratıcılığım artıyor.
Sezgilerime güveniyorum.

Alışkanlığıma dur diyebilecek tek kişi benim.
Ben değerliyim ve yeterliyim.
Öz disiplinimi geliştiriyorum.

Çapa: Sevgi
Renk: Açık limon sarı
Sembol: Yıldız

GÖRÜNÜM BAĞIMLILIĞI

Afirmasyon: Hayatın doğal akışının mükemmelliğine güveniyorum.
Ruh / Zihin / Beden dengesini kurdukça kendimi daha güçlü ve değerli hissediyorum.
Entelektüel ve ruhsal gelişimime önem veriyorum.
Ruh zenginliğimin ve sahip olduklarımın değerini biliyorum.
Ben değerliyim ve yeterliyim.
Hayata şükran duydukça vericiliğim ve paylaşımcılığım artıyor.

Çapa: Verici
Renk: Turuncu
Sembol: Kare içinde üçgen

İŞKOLİZM

Afirmasyon: Yeterliyim ve içsel güce sahibim.
Aile ve sosyal yaşamıma zaman ayırıyorum.
Yaşamın zenginliklerinden keyif alıyorum.
İç dünyamın zenginliklerini keşfetmekten haz duyuyorum.
Hayatımın ve beni sevenlerin değerini biliyorum.
Ben değerliyim.

Çapa: Şimdi
Renk: Derin mor
Sembol: Yıldız

KİŞİ BAĞIMLILIĞI

(Anne, baba, arkadaş, sevgili, eş)

Afirmasyon: Bireyim, güçlüyüm ve değerliyim.
Kendime saygı duyuyorum ve güveniyorum.
Tek başına da güçlüyüm ve kendimi onaylıyorum.
Hayatımın sorumluluğunu aldıkça özgürleşiyorum.
"Hayır" demek istediğimde "Hayır" diyebiliyorum.
Ben bağımsız ve özgür bir bireyim.
Bu hayat benim. Hayatımla ilgili aldığım her karar beni güçlendiriyor.

Çapa: Saygı
Renk: Zümrüt yeşili
Sembol: Artı

KUMAR BAĞIMLILIĞI

Afirmasyon: Bireyim, güçlüyüm ve değerliyim.
Kendime saygı duyuyorum.
Alışkanlığıma dur diyebilecek tek kişi benim.
Ben değerliyim ve yeterliyim.
Öz disiplinimi geliştiriyorum.

Çapa: Yararlı
Renk: İndigo mavi
Sembol: Yıldız

PARA BAĞIMLILIĞI

Afirmasyon: Hayatın doğal akışının mükemmelliğine güveniyorum.

Ruh / Zihin / Beden dengesini kurdukça kendimi daha güçlü ve değerli hissediyorum.

Entelektüel ve ruhsal gelişimime önem veriyorum.

Ruh zenginliğimin ve sahip olduklarımın değerini biliyorum.

Ben değerliyim ve yeterliyim.

Hayata şükran duydukça vericiliğim ve paylaşımcılığım artıyor.

Çapa: Paylaşımcı
Renk: Turuncu ve gök mavisi
Sembol: Yıldız

SEKS BAĞIMLILIĞI

Afirmasyon: Yaşamımı sevgiyle dolduruyorum.
Bedenime saygı duyuyorum.
Öz disiplinimi geliştiriyorum.
Alışkanlığıma dur diyebilecek tek kişi benim.
Ben değerliyim ve yeterliyim.

Çapa: Bağımsız
Renk: İndigo mavi
Sembol: Sonsuzluk

Telefon Bağımlılığı (Bakınız: BİLGİSAYAR BAĞIMLILIĞI)

Televizyon Bağımlılığı (Bakınız: BİLGİSAYAR BAĞIMLILIĞI)

TEMİZLİK BAĞIMLILIĞI

Afirmasyon: Hayatın eşsiz ve benzersiz bir ifadesiyim.

Güvendeyim ve hayatın doğal akışına güvenmek beni güçlendiriyor.

Yeniliklere açığım ve hayata şükran duyuyorum.

Hayatıma yeni şeylerin girmesine izin veriyorum.

Alışkanlığıma dur diyebilecek tek kişi benim.

Ben değerliyim ve yeterliyim.

Çapa: Güven
Renk: Gök mavisi
Sembol: Artı

TİNER BAĞIMLILIĞI (Bakınız: ECSTASY BAĞIMLILIĞI)

YEMEK BAĞIMLILIĞI

Afirmasyon: Kendimi sevmeye layığım ve güvendeyim.

Gerçekten ne istediğime odaklanmayı seçiyorum.

Kendimi tüm boyutlarımla kabul ediyorum.

Sevmeye ve sevilmeye layığım.

Alışkanlığıma dur diyebilecek tek kişi benim.

Ben değerliyim ve yeterliyim.

Afirmasyon: Kendimi seviyor ve değer veriyorum.

Çapa: Değerli
Renk: Beyaz
Sembol: Kare içinde üçgen

BAĞIRSAK SORUNLARI

İnce Bağırsak

Terk edilmişlik duygusu;
Kendini kaybolmuş hissetmek;
Aşırı hassasiyet ve alınganlık.

Afirmasyon: Kendi hayatımı yönlendirecek güce sahibim. Kendimi onaylıyor ve değer veriyorum.
Yüreğimin sesini duyuyor ve hayatımın sorumluluğunu alıyorum.
Kendi düşünce ve duygularıma güveniyorum.
Olumlu düşünmeyi seçiyorum.

Çapa sözcük: Onay
Renk: Turuncu
Sembol: Artı

Kalın Bağırsak

Geçmişte yaşama arzusu;
Yenilikleri asimile edememek, hayatına katamamak;
Rahatlık alanında kalma arzusu.

Afirmasyon: Geçmişte olanlar için kendimi ve başkalarını affediyorum.
Geçmişin deneyimleri bana zenginlik katıyor.
Şimdinin hazzını yaşıyorum.
Yeniliklere açığım.
Yenilikler beni zenginleştiriyor.

Çapa: Bugün
Renk: Vişne kırmızı
Sembol: Kare içinde üçgen

BAĞIŞIKLIK SİSTEMİ HASTALIKLARI

Derine gömülmüş yas;
Tümüyle kendini çaresiz hissetmek;
Vazgeçmişlik duygusu.

Afirmasyon: Kendimle dost olmayı seçiyorum.
Dünya dost bir yer.
Kendimi sevdikçe hayat da beni seviyor ve destekliyor.
Kendimle barış ilan ediyorum.

Çapa: Dost
Renk: Zümrüt yeşili
Sembol: Çift çapraz

BAŞ AĞRISI

Stres, gerginlik;
Duygusal üzüntülerle başa çıkamamak;
İfade edilememiş duygular, incinmişlik hissi;
Kontrolü yitirme kaygısı;
Mutsuz ilişkiler;
Bir sorunla yüzleşememek;
Gülmeye, şarkı söylemeye, takdir görmeye ve şükran duymaya duyulan ihtiyaç.

Baş ağrılarının başlangıcı başta değildir. Başka bir bölgede, genellikle gövde bölgesinde biriken mücadele, kızgınlık ve içerlemenin engellenmesidir.

Başınızın hangi bölgesinin ağrıdığı, beynin hangi fonksiyonlarını kullanmadığınızla ilgilidir.

Şakaklarda baş ağrısı:
Kendine güvensizlik.

- **Sağ şakakta ağrı:**
  Yaşadığınız stresten sizi özgürleştirecek yaratıcı seçimler bulabileceğinize güvenmemek.

- **Sol şakakta ağrı:**
  Sizde stres yaratan durumlardan özgürleşmek için harekete geçme ve gücünüzü kullanma becerinize güvenmemek.

Alın bölgesinde zonklamalar şeklinde ağrı:

Hayal gücünüzü, yeni düşüncelerinizi ve seçimlerinizi reddetmek.

Önden arkaya doğru başınızı çevreleyen bir bandın kafatasını sıkıştırarak ezmesi gibi baş ağrısı:

Enerjinizin, sorunu başarılı bir şekilde çözmeye yetmeyeceğine duyulan güvensizlik;

Mükemmeliyetçilik takıntısı. Başarısızlık korkusu;

"Ölsem de başarmalıyım... ama başaramayacağım" korkusu.

Gözlerinizin arasında zonklamalar ve başınızın tepesinden arka boynunuza ulaşan baş ağrısı:

"Kimse benimle ilgilenmiyor", "Kendi sezgilerime güvenemem", "Kendi gerçeğimi bildiğime ve başka insanların duygularını nasıl değerlendirdiğime güvenemem", "Karanlıktan ötesini göremiyorum" duygusu.

Beynin altında başın arkasında yer alan baş ağrısı:

Fiziksel bedeninizi ve fiziksel bedenin hazlarını reddetmek;

Fiziksel aktiviteler içinde olmayı ve harekete geçmeyi reddetmek.

Afirmasyon: Rahatlıyorum ve kendimin değerini biliyorum.
Mutlu düşüncelere odaklanıyorum.
Çevremde ve hayatımda mutluluklara odaklanıyorum.
Ben güçlüyüm. Kendi seçimlerime ve kararlarıma güveniyorum. Yapabileceğimin en iyisini yapıyorum.
Kendi seçimlerim doğrultusunda şimdi adım atıyorum.

Çapa: Rahat
Renk: Derin mor
Sembol: Sonsuzluk

BAYILMAK

Andan korkmak;
Baş edememe duygusu;
Durumdan sıyrılma arzusu;
Olanı kabul edememek.

Afirmasyon: Gerçeklerle yüzleşme cesaretine sahibim.

Çapa: Güçlü
Renk: Turuncu
Sembol: Çemberlerin Dansı

BEDEN KOKUSU

Kendinden nefret etmek;
Hayattan korkmak;
Takıntılı, kindar ve kıskanç olmak.

Afirmasyon: Kendimi sevmeyi seçiyorum.
Hayatım bana bir armağan.
Başkalarının mutluluklarından ve başarılarından mutlu oluyorum.
Huzurum gün geçtikçe artıyor.

Çapa: Armağan
Renk: Safran sarısı
Sembol: Yıldız

BELLEK KAYBI (Bakınız: AMNEZİ)

BEL SOĞUKLUĞU (Bakınız: CİNSEL HASTALIKLAR)

BEYİN FELCİ VE TÜMÖRÜ

Katı düşünce kalıpları;
İnatla değişimi reddediş;
Aileyi cezalandırma arzusu.

Afirmasyon: Hayatın değişkenliğine ve yeni fikirlere açığım.
Kendime ve aileme huzurlu bir ortam yaratmayı seçiyorum.

Çapa: Esnek
Renk: Leylak ve sarı altın
Sembol: Sonsuzluk

BİPOLAR (Bakınız: MANİK DEPRESYON)

BOĞAZ SORUNLARI

- **Bademcik İltihabı (Tonsilit)**
  Kendini korunmasız hissetmek;
  Reddedilme korkusuyla susmak;
  Korku ve endişe ile engellenmiş yaratıcılık.

- **Boğaz Ağrısı**
  Söylemek istediklerini yutmak.

- **Yutkunma Sorunu**
  Sana yapılanı "yutamamak";
  Değişim korkusu.

Afirmasyon: Düşünce ve duygularımı özgürce dile getiriyorum.
Benim ne düşündüğüm önemli.

Çapa: Sınırsız
Renk: Gök mavisi
Sembol: Üçgen

BOYUN TUTULMASI
Baskı altında performans göstermek;
Dar kafalılık;
Esnek olamamak;
"Yanlış" bulduğun fikirlere hiçbir ifade hakkı tanımamak.

- **Boyun sağa çevrilmiyorsa:**
  Erkeklere duyulan öfke ya da içinizdeki erkeğin (sol beynin) sembolize ettiği kontrol ihtiyacının kendiniz veya başkaları tarafından engellenmesi.

- **Boyun sola çevrilmiyorsa:**
  Kadınlara duyulan öfke ya da içinizdeki kadının (sağ beynin) sembolize ettiği yaratıcılığınızın kendiniz veya başkaları tarafından engellenmesi.

- **İki tarafa da çevrilmiyorsa**:
  Kararlarınızın yanlışlığını sezgisel olarak bildiğiniz halde haklı çıkmak uğruna kendinizle ve başkalarıyla inatlaşmak;

Alışkanlıklarınız ve kısa vadeli çıkarlarınız uğruna yanlış seçimde ısrar etmek.

Afirmasyon: Hayata bakış açım genişliyor.
Esnek, sevecen ve anlayışlıyım.

Çapa: Esnek
Renk: Gül pembe
Sembol: Üçgen

BÖBREK PROBLEMLERİ

Şefkat ve ilgi isteyen durumlara duyarsız yaklaşım;
Hayatı kontrol etmeye çalışmak;
Hissedilen korkulardan utanmak.

Afirmasyon: Korkularımın üzerine cesaretle gitmeyi seçiyorum.
Hayat sürekli değişimdir.
Değişimi kabul ediyorum.
Tüm duygularıma saygı gösteriyorum.

Çapa: Şefkat
Renk: Siyah ve gül kırmızı
Sembol: Çemberlerin Dansı

BÖBREK TAŞI

Katılaşmış kızgınlık.

Afirmasyon: İçimdeki kızgınlık eriyor ve güce dönüşüyor.

Çapa: Yumuşak
Renk: Siyah ve vişne kırmızı
Sembol: Çemberlerin Dansı

BRONŞİT
Evde aşırı uyumsuzluk.

Afirmasyon: Aldığım her nefesle içim huzur doluyor.
Huzur benim doğal hakkım.
Huzuru seçiyorum.

Çapa: Huzurlu
Renk: Açık yeşil
Sembol: Daire

BULEMİ (Bakınız: YEME BOZUKLUĞU)

BUNYON
Sürekli ve kronik korku.

Afirmasyon: Hayatı seviyor güven duyuyorum.

Çapa: Güvendeyim.
Renk: Şeffaf beyaz
Sembol: Kare içinde üçgen

BURUN SORUNLARI

- **Kanama**
  Umursanmamak, sevgi ihtiyacı.

- **Akma**
  İçten içe ağlamak, yardım istemek.

- **Tıkanıklık**
  Kendi değerini kabul etmemek.

Afirmasyon: Ben değerliyim, sevmeye ve sevilmeye layığım.

Çapa: Değerli
Renk: Gök mavisi
Sembol: Çift çapraz

CİLT SORUNLARI

Dokunulma açlığı;
Derin bastırılmış korkuların ve duygusal yaralanmaların dışavurumu;
Korunmasız hissetmek;
Güvensizlik;
Yakın ilişkilerden yoksun hissetmek;
Sıkıntılı olmak;
Uzun süren rahatsızlık duygusu;
Eleştirilmeye duyulan tepki.

Afirmasyon: Kendime, güven dolu sevecen bir dünya yaratıyorum.
Kendimle dost olmayı seçiyorum.

Çapa: Güven
Renk: Turuncu
Sembol: Kare içinde üçgen

CİNSEL HASTALIKLAR

- **Bel soğukluğu** (Gonorrea)
- **Frengi** (Sifilis)
- **Genital herpes**

Cinselliği çok yüzeysel boyutta yaşamak;
Karşı cinse öfke duymak ama yine de cinsel ilişkiye girmek;

Kendini ve diğer insanları değersiz bir nesne gibi görmek;
Cinsel ilişkiye giren partnerlerin birbirini seks ihtiyacını gidermek için nesne gibi kullanması;
Sevgisiz ve duygusuz seks hayatı;
Mastürbasyon yerine geçen seks ilişkileri yaşamak;
Cinselliği karşındakini cezalandırma yöntemi olarak kullanmak.

Afirmasyon: Kendime değer veriyorum.
Bedenim ruhumu barındıran bir tapınak.
Cinsellik iki ruhun birlikte ibadet etmesidir.
Cinsellik bedende hissedilen ruhsallıktır.
Bedenime saygı duyuyorum;
Ben ruhumla, zihnimle ve bedenimle bir bütünüm.

Çapa: Derin
Renk: Turuncu ve indigo mavi
Sembol: Artı

CÜZZAM

Yüzleşilmeyen karanlık aile sırlarının nesilden nesile enerji olarak aktarımı ve gittikçe artan bu karanlık enerjinin bedeni çürütmesi;
Hayatı derinden reddetmek.

Afirmasyon: Enerjimi aile soyumdan ayırıyorum.
Kendine yetebilen bir birey olmaya hazırım.
Hayatı kucaklıyorum.
Ben hayatın özgür ve eşsiz bir ifadesiyim.

Çapa: Kabul
Renk: Beyaz altın ve sarı altın
Sembol: Daire

ÇENE SORUNLARI

İntikam alma isteği;
Kızgınlık duygusuna yenilmişlik.

Afirmasyon: Kızgınlığımı yaratıcı ve yararlı biçimde kullanmayı seçiyorum.

Çapa: Yaratıcı
Renk: Açık limon sarı
Sembol: Üçgen

ÇIBAN

Aile ortamına, dayatılan kurallara ya da ailede güçlü konumda olan bir kişiye duyulan derin öfke;
Kişinin benliğine yapılan saldırıya duyulan derin öfke ve yalnızlık duygusu.

Çıbanın büyüklüğü ve kalıcı iz bırakması öfke ve nefretin derinliğiyle doğru orantılıdır.

Afirmasyon: Hayatımı nasıl yaşayacağıma ben karar veriyorum.
Hayatımın değerini biliyorum ve gücümün farkındayım.
Gücümü kullanmayı seçiyorum.
Kendimi koruyacak güce sahibim.
Yeni bir hayata yelken açıyorum.

Çapa: Özgür
Renk: Kızıl kestane
Sembol: Yıldız

ÇOCUK DÜŞÜRMEK VE DIŞ GEBELİK

Geleceğin getireceklerinden korkmak;
Zamanlamanın "yanlış" olduğundan korkmak;

Bebeğin sorumluluğunu üstlenmekten korkmak;
Eşten çocuk doğurmak istememek;
Çocuğun cinsiyetini kabul etmemek (bilinçaltı seçim);
Çocuk istiyormuş gibi görünüp aslında istememek.

Afirmasyon: Anne olmayı derin bir sevgi ve sorumlulukla kabul ediyorum.

Çapa: Bebek
Renk: Leylak
Sembol: Kare içinde üçgen

ÇOCUK FELCİ

Birisinin yerine geçmesini engelleyerek "hiç" olmaktan kaçınmak;
Birisini aşırı kıskanmak;
Bana sevgi kalmayacak inancı.

Afirmasyon: Ben özgünüm, yaratıcıyım, değerliyim, sevilmeye layığım. Sevgiyi paylaştıkça çoğaltıyorum.

Çapa: Özgün
Renk: Gül kırmızı
Sembol: Çemberlerin Dansı

ÇOCUK HASTALIKLARI

Ailedeki yetişkinlerin çocukça davranışlarına gösterilen tepki;
Yetişkinlere sorumluluk öğretme arzusu;
İlgi ve şefkat ihtiyacı.

Afirmasyon: Çocuğumun fiziksel ve duygusal ihtiyaçlarına özen gösteriyorum.

Ona sağlıklı olduğunda da ihtiyacı olan sevgi ve şefkati vermekte tutarlıyım.

Çapa: Özen
Renk: Derin mor
Sembol: Daire

ÇÖLYAK

Birey olarak onay ve kabul görmemek;
Ait olma ihtiyacının karşılanmaması;
İlgi, sevilme ve birileri için özel olma ihtiyacı;
Bebeklikte yeterli anne sütü emmemek.

Afirmasyon: Ben özelim ve değerliyim.
Kendim olarak sevilmeye layığım.

Çapa: Özel
Renk: Turuncu
Sembol: Çemberlerin Dansı

DALAK SORUNLARI

Öz sevgi eksikliği;
Melankoli;
Kızgınlık/saldırganlık;
Reddedilmeyi kabullenememek.

Afirmasyon: Kendimi seviyor ve kabul ediyorum.
Kendimi ve başkalarını affederek kendimi özgür kılıyorum.

Çapa: Anlayış
Renk: Kızıl kestane
Sembol: Yıldız

DAMAR SERTLİĞİ

Katı yüreklilik;
Diktatörce davranmak;
Hayatta engellenmişlik duygusu;
Açık fikirli olamamak.

Afirmasyon: Düşünce ve duygularımda esnek olmayı seçiyorum. Yaratıcılığım ve üretkenliğim gittikçe artıyor.
Şimdi kendimi seviyorum.
Ben özgün ve eşsiz bir bireyim.

Çapa: Esnek
Renk: Gök mavisi
Sembol: Çift çapraz

DAMLA (Bakınız: GUT)

DEPRESYON

Değersizlik ve yetersizlik duygusu;
İşe yaramazlık duygusu;
Umutsuzluk / karamsarlık duygusu;
Güneş ışığından yoksun kalmak;
Yakınlarını cezalandırma arzusu ve onların sevgilerini test etme ihtiyacı.

Afirmasyon: Değerliyim, umutluyum, güçlüyüm.
Yaşayacağım ve yapacağım çok şey var.
Ben Evren'in özgün ve eşsiz bir ifadesiyim.
Kendimi seviyorum.

Çapa: Yararlı
Renk: Gül kırmızı
Sembol: Kare içinde üçgen

DERİ HASTALIKLARI (Bakınız: CİLT SORUNLARI)

DIŞ GEBELİK (Bakınız: ÇOCUK DÜŞÜRMEK)

DİKKAT EKSİKLİĞİ SENDROMU
(Bakınız: HİPERAKTİVİTE)

DİL SORUNLARI

Gerçeği söylememek;
Hayatın hazzını tadamamak.

Afirmasyon: Gerçek beni özgür kılıyor.
Düşünce ve duygularımı özgürce ifade ediyorum.

Çapa: Haz
Renk: Beyaz
Sembol: Daire

DİRSEK SORUNLARI

Yeni deneyimleri kabul edememek;
Başarıya direnç göstermek;
Odak noktasını değiştirememek.

Afirmasyon: Yeniliklere açığım. Kendime güveniyorum.
Kazansam da kaybetsem de ben yine benim.
Kazanmaya layığım. Başarıyı doğallıkla kabul ediyorum.

Çapa: Layık
Renk: Safran sarı
Sembol: Yıldız

DİSK KAYMASI

Hayattaki kararsızlık;
Destek bulamamak.

Afirmasyon: Azimle ve kararlılıkla yolumda ilerliyorum.

Çapa: Kararlıyım
Renk: Kızıl kestane
Sembol: Kare içinde üçgen

DİŞ GICIRDATMAK

İfade edilmemiş kızgınlık;
Huzur bozulmaması adına susmak zorunda kalmak;
Huzursuzluk;
Tıkanmış sorunlar karşısında çözümsüz hissetmek.

Afirmasyon: Sakinim, güçlüyüm ve yaratıcıyım.

Çapa: Çözüm
Renk: Gök mavisi
Sembol: Çift çapraz

DİŞ HASTALIKLARI

- **Diş çürümesi**

  Verdiği kararları uygulamakta başarısız hissetmek;
  Verdiği kararlara içinden güvenmek ama uygulamada cesaretsizlik.

- **Diş kökü sorunları**

  Kendi kararlarını başkalarının istekleri uğruna ertelemek;
  İçsel güç ve arzular ile dış baskıların çatışması.

- **Diş çarpıklığı**

  Anne babayı hayal kırıklığına uğratma korkusu;
  Onların beklentileriyle kendi arzularının uyuşmaması.

- **Diş apsesi**

  İntikam alma isteği;
  İncinmiş duyguları yok saymaya çalışmak.

- **Diş taşı**

  Kendi yaratıcı vizyonuna uygun yaşayamamak;
  Karar verememekten dolayı uzun zamandır devam eden stres.

Afirmasyon: Hayatımın sorumluluğunu aldığım ölçüde güçleniyorum ve özgürleşiyorum.
Kendi seçimlerimi cesaretle hayata geçiriyorum.
Aldığım risklerin bedelini de ödülünü de kabul ediyorum.
Hata yapma özgürlüğüne sahibim.
Yaşam misyonum ve vizyonum doğrultusunda adım atıyorum.

Çapa: Kararlı
Renk: Açık limon sarı
Sembol: Yıldız

DİŞETİ KANAMALARI

Verilen kararlardan haz duymamak;
Seçimlerin arkasında duramamak.

Afirmasyon: Kararlarımı özgürce verebilme gücüne sahibim.

Çapa: Doyum
Renk: Açık yeşil
Sembol: Yıldız

DİYABET

Hayattan tat almamak;

Kontrol etme tutkusu;

Hayata duyulan hayal kırıklığı;

Kendini ve başkalarını acımasızca yargılamak;

Süregelen üzüntü;

"Hayatta bir şeyler kaçırdım" duygusu.

Diyabet iki önemli yaşam döneminde ortaya çıkar. Biyolojik üretkenliğe giriş olan ergenlik dönemi ve biyolojik üretkenlikten çıkış olan menopoz/andropoz dönemi.

Tip 1: Ergenliğe ve gençliğe adım atış döneminde (12-25 yaş arası) hayata karşı umutsuzluk, kendi isteklerinizi mi ailenizin ve toplumsal beklentilerin isteklerini mi yerine getireceğinizin çelişkisi... ve kendi hayallerinizi gerçekleştirmenin önündeki engeller.

Tip 2: Menopoz/andropoz döneminde (40 yaş sonrası) hayattan beklediğini bulamamanın ve kendi hayallerini gerçekleştirememenin hayal kırıklığı ve sizi "kendi doğruları adına" engelleyenlere karşı duyulan yoğun öfke.

25-40 yaş arasında "duygusal yaş olarak" hangi döneme yakın olduğunuza bağlı olarak Tip 1 veya Tip 2 ortaya çıkabilir.

Hiperglisemi (Yüksek şeker):

Hazları geçici şeylerde aramak ve haz "nesnelerini" istismar etmek;

Sorumsuzca doyumu dış dünyada aramak.

Afirmasyon: Kendi özümdeki tatları hayatıma katmayı seçiyorum.

Çapa: Haz
Renk: Açık yeşil
Sembol: Çemberlerin Dansı

Hipoglisemi (Düşük şeker):

Yaşamdaki haz eksikliği;
Başkalarının sorumluluğunu yüklenmekten ve isteklerini yerine getirmekten dolayı bitkin düşmek.

Afirmasyon: Hayattan zevk almayı ve kendime değer vermeyi seçiyorum. Hayatın güzelliklerini görmeyi seçiyorum.
Hayattan tat almayı seçiyorum.
Hayatım kendimi sevdikçe tatlanıyor.

Çapa: Haz
Renk: Zümrüt yeşili
Sembol: Çemberlerin Dansı

DİZ PROBLEMLERİ

Esnek olamamak;
Ego nedeniyle otoriteyi kabul etmemek;
İnatçılık ve affedememek;
Ego nedeniyle kendi önüne engel koymak.

- **Sol diz:**
  Olaylara daha açık ve affedici yaklaşım gerekli.
- **Sağ diz:**
  Daha inisiyatifli davranmak gerekli.

Afirmasyon: Cesaretle ilerliyorum ve yeniliklere açığım. Kendime güveniyorum.

Çapa: Anlayış
Renk: Açık limon sarı
Sembol: Yıldız

DİZANTERİ

Saldırıya veya baskıya uğrama korkusu;
Saldırı ve baskıya uğradığını hissetmek.

Afirmasyon: Sakinim, güçlüyüm ve yaşam enerjisiyle doluyum.

Çapa: Dingin
Renk: Beyaz
Sembol: Daire

EGZEMA

Aşırı hassas ve kırılgan olmak;
Fazlaca kişisel algılamak;
İstediğin bir şeyi yapmakta engellenmişlik duygusu;
Çözümlenmemiş incinmişlik duygusu;
Bir şeye içten içe isyan etmek.

Afirmasyon: Kurban rolünü oynamaktan vazgeçiyorum.
Hayatımın kaptanı ve tek sorumlusu benim.
Hoşlandığım ve hoşlanmadığım şeyleri yaratan benim.
Bu sorumluluğu kabul ediyorum.
Beğenmediğim şeyleri değiştirebilme gücüne sahibim.

Çapa: Sorumlu
Renk: Vişne kırmızı
Sembol: Kare içinde üçgen

EKLEM PROBLEMLERİ

İçerlemek;
Hayat yönündeki beklenmedik değişimi kabullenememek.

Afirmasyon: Yeni gelişmelere ve sürprizlere açığım, her şey iyiye gidiyor.

Çapa: Değişim
Renk: Derin mor
Sembol: Artı

EL VE EL PARMAKLARINDA SORUNLAR

- **Başparmak**: Endişe, depresyon, nefret ve suçluluk duygusu.
- **İşaretparmağı**: Korku ve içerlemek.
- **Ortaparmak:** Kızgınlık ve cinsel sorunlarla baş edememek.
- **Yüzükparmağı**: Yas tutamamak ve kendini hayatın akışına bırakamamak.
- **Serçeparmak:** İmaj korumak, kandırmak ve affetmemek.
- **El krampları:** Sözel iletişim kurma becerisine güvenememek.
- **El terlemesi:** Hata yapma korkusu, yetersiz veya aptal bulunma korkusu.

Afirmasyon: Hayatımın iplerini kendi ellerime alıyorum.

Çapa: İnisiyatif
Renk: Şeffaf beyaz ve zümrüt yeşil
Sembol: Yıldız

EL BİLEĞİ SORUNLARI

Ahenk ve uyum yoksunluğu;
Kendini umursanmamış hissetmek;
Başkalarına umursamaz ve duyarsız davranmak.

Afirmasyon: Hayat yolumda ahenkle ilerliyorum ve her şey iyiye gidiyor. Kendimin ve çevremdeki insanların değerini biliyorum.

Çapa: Ahenk
Renk: Derin mor
Sembol: Yıldız

ENDOKRİN SİSTEMİ BOZUKLUKLARI

Yaşamdaki büyük dengesizlikler.

Afirmasyon: Denge ve uyumu seçiyorum.
Fiziksel, duygusal, zihinsel ve ruhsal varlığımı besliyorum.
Kendime zaman ayırıyorum.

Çapa: Denge
Renk: Derin mor
Sembol: Daire

EPİLEPSİ

Kendine ceza vermek;
Kendine yönelik şiddet;
Hayatı reddediş.

Afirmasyon: Kendimi affediyorum.

Çapa: Kabul
Renk: Açık limon sarı
Sembol: Artı

FARANJİT

Suçlama ve mazeretlerine kendinin bile inanmaması;
Olanı kabul edememek;

Söylemek istediklerini içinde tutmak;
"Hayır" diyememek.

Afirmasyon: Kendi gerçeğimi kabul ediyorum. Suçlama ve mazeretlerden özgürüm. Kendime değer veriyorum. Olanı kabul ediyor ve içindeki dersi kazancım olarak kendime katıyorum.

Çapa: Gerçek
Renk: Gök mavisi
Sembol: Üçgen

FELÇ (Bakınız: PARALİZ)

FITIK

Uyumsuz ilişkiler içinde aşırı zorlanma;
Aşırı sorumluluk taşıdığını hissetmek.

Afirmasyon: Kendim olmayı seçiyorum. Beni kısıtlayan ortamlardan ve sorumluluklardan özgürleşmeyi seçiyorum. Bu hayat benim.

Çapa: Özgür
Renk: Açık yeşil
Sembol: Çemberlerin Dansı

FİBROMİYALJİ

Gerçekleşmeyen arzuların yarattığı hayal kırıklığı;
Hayat koşullarına duyulan alerji;
İstemediğin bir hayatı yaşamaya mahkûm olduğunu hissetmenin mutsuzluğu;

Sevmediğin bir işte çalışmak;
Kendini önemsiz hissetmek.

Afirmasyon: Ben değerliyim.
Hayatımı kendi seçimlerime göre yaşıyorum.
Bildiğimin en iyisine göre davranıyorum.

Çapa: Önemli
Renk: Turuncu
Sembol: Çemberlerin Dansı

FOBİLER

Yalnızlık korkusu;
Hayatın belirsizliklerinden korkmak;
Spesifik bir şeye duyulan panik boyutunda korku.

Afirmasyon: Sakinim ve güvendeyim. Sakinim ve güvendeyim. Sakinim ve güvendeyim.

Çapa: Güven
Renk: Sarı altın ve derin mor
Sembol: Daire

FRENGİ (Bakınız: CİNSEL HASTALIKLAR)

GASTRİT

Belirsizlik içinde olmak;
Endişe duygusu.

Afirmasyon: Şimdi ve burada olmanın gücüne güveniyorum.

Çapa: Rahat
Renk: Açık limon sarı
Sembol: Kare içinde üçgen

GONORREA (Bakınız: CİNSEL HASTALIKLAR)

GÖZ BOZUKLUKLARI

Tüm göz sorunları hayatımızda gördüğümüz şeylerden hoşlanmamaktan, gördüklerimizi reddetmek istemekten kaynaklanır.

- **Miyop:** Gelecek korkusu.
- **Hipermetrop:** Şimdinin değerini bilmemek, anda olamamak.
- **Astigmat:** Kendini olduğu gibi görmek istememek.
- **Şaşılık:** Aynı anda zıt amaçlara sahip olmak.
- **Katarakt:** Karamsar bir gelecek beklentisi.
- **Glokoma**: Katı inatla bir şeylere direnmek.

Afirmasyon: Hayatımı görmekten keyif alacağım şekilde yaratıyorum. Gördüklerimden ders çıkararak gelişiyorum.

Çapa: Netlik
Renk: Gök mavisi
Sembol: Sonsuzluk

GÖZ ALTI MORLUKLARI

Pişmanlık;
Kendini suçlamak;
Doyumsuzluk;

Derin acı;
Şefkat ve ilgi isteyen durumlara duyarsız yaklaşım.

Afirmasyon: Kendimi affediyorum ve değerli buluyorum. Korkularımın üzerine cesaretle gitmeyi seçiyorum.

Çapa: Şefkat
Renk: Zümrüt yeşili ve siyah
Sembol: Artı ve Çemberlerin Dansı

GÖZ KIRMIZILIĞI YA DA KANLANMASI

Sorun büyüdükçe göz kırmızılıktan kanlanmaya doğru gider.

- **Sağ göz:** Rasyonel düşünceden uzaklaşmak;
  Gerçeği görmeyi reddetmek ve haklı çıkma savaşı.

- **Sol göz:** Yaratıcı düşüncenin bastırılması;
  Güvenlik alanına sığınmak;
  Kendin için en iyi seçimi kendine layık görmemek.

Afirmasyon: Yeni düşüncelere açığım ve gelişmeyi seçiyorum.
Yeni seçimler yapıyorum. Bu seçimlere evet diyorum.

Çapa: Gerçek
Renk: Gül kırmızı
Sembol: Artı

GRİP

Toplumsal inançlara boyun eğmek;
Hasta olacağı beklentisi;

Toplumsal bilincin sınırları içinde hapsolmak;
Aşırı yorgunluk.

Afirmasyon: Toplumsal inançların ötesinde düşünen bilinçli bir bireyim.

Çapa: Sağlık
Renk: Gül kırmızı
Sembol: Kare içinde üçgen

GUATR

Taleplere hayır diyememenin sonucunda biriken kızgınlık;
Kendini ifade edememek;
Düşünce ve duygularında rol yapmak.

Afirmasyon: Kendi seçimlerime evet diyorum.

Çapa: İfade
Renk: İndigo mavisi
Sembol: Yıldız

GUT (DAMLA)

Başkalarının üzerinde hâkimiyet kurma ihtiyacı;
Despotluk;
Orta yaş krizi;
Gençliği başkalarının (özellikle babanın) istekleri uğruna ziyan etmenin öfkesi;
Hayatını boşa harcamanın üzüntüsü;
Özellikle erkeklerin orta yaşta kendi seçtikleri hayatı yaşayamamasının ifade edilmemiş yası;
Kendi hayatını kontrol edememek.

Afirmasyon: Şimdi kendi seçtiğim hayatı yaşıyorum. Kendi huzurum için cesaretle seçim yapıyorum. Bu hayat benim hayatım. Hayatımın değerini biliyorum. Kendimi ve başkalarını seçimlerinde özgür bırakıyorum.

Çapa: Şefkat
Renk: Açık yeşil
Sembol: Artı

HALITOSIS / HALİTOZ (Bakınız: NEFES KOKMASI)

HAZIMSIZLIK

Herkesin sana karşı olduğu duygusu;
Hayatla sürekli mücadele etme ihtiyacı;
Bir şeyleri kaybetme korkusu;
Endişe duygusu.

Afirmasyon: Zorlukları kabul ettiğimde çözümleri kolaylıkla buluyorum. Elimden gelenin en iyisini yapıyor ve kendimi akışa bırakıyorum.

Çapa: Akış
Renk: Açık limon sarı
Sembol: Kare içinde üçgen

HEMOFİLİ

Cinsiyetinden dolayı ailesi tarafından kabul görmediğini hissetmiş bir annenin, *bilinçaltında* oğlan çocuk istememesi, böylece kendisini kız olduğu için istemeyen ebeveynlerini onlara erkek torun vermeyerek cezalandırma isteği ve doğacak çocuğun bunu ana rahminde protesto etmesi;

Çocuğun hem doğmak istememesi hem de doğmak istemesi ve yaşamayı seçerek anneyi kendisiyle ihtimamla ilgilenmeye mecbur bırakarak sevmeye ve kabul etmeye zorlaması.

Afirmasyon: Damarlarımda dolaşan sevgi beni besliyor.
Ben özgün ve eşsiz bir bireyim.
Sevgiyle besleniyorum.
Kendimi seviyorum.

Çapa: Kabul
Renk: Şeffaf beyaz ve zümrüt yeşil
Sembol: Çemberlerin Dansı

HEMOROİD

Bugünü geçmişin kızgınlıklarıyla ziyan etmek;
Geçmişte sana yüklenen sorumluluklar nedeniyle ziyan ettiğine inandığın anların öfkesi ile şu anı da yaşayamamak.

Afirmasyon: Şimdiki anın keyfini sevgiyle yaşıyorum.
Zamanın değerini biliyorum.

Çapa: Şimdi
Renk: Leylak
Sembol: Çemberlerin Dansı

HEPATİT

Değişim korkusunun yarattığı kızgınlık;
Değişime direnmek ve suçlayıcılık.

Afirmasyon: Değişime ve yeniliğe açığım.
Değişim bana heyecan veriyor.

Çapa: Gelişim
Renk: Sarı altın
Sembol: Üçgen

HERPES (Bakınız: UÇUK / CİNSEL HASTALIKLAR)

HİPERAKTİVİTE

Bir türlü huzur hissedememek;
İhtiyaçların bir türlü karşılanamaması;
Zekânın doğru kanalize edilmemesi;
Akacak mecra bulamayan enerjinin her yere dağılması.

Afirmasyon: Hayata güven duymak bana huzur veriyor. Enerjimi, yaratıcılığımı beslemek için kullanıyorum.

Çapa: Huzur
Renk: Beyaz
Sembol: Kare içinde üçgen

HİPERGLİSEMİ / YÜKSEK ŞEKER

(Bakınız: DİYABET)

HİPOGLİSEMİ / DÜŞÜK ŞEKER

(Bakınız: DİYABET)

HODGKİN

Kabul görmek için çırpınmak;
Kendini kabul edememek;
Sürekli kendini kanıtlama ihtiyacı.

Afirmasyon: Değerli olduğumu biliyorum ve kendimi keyifle kabul ediyorum.

Çapa: Kabul
Renk: Açık limon sarı
Sembol: Yıldız

HORLAMAK

Eski alışkanlıklardan vazgeçmek istememek.

Afirmasyon: Yeniliklere açığım ve yaşama bir serüven olarak bakıyorum.

Çapa: Serüven
Renk: Gök mavisi
Sembol: Üçgen

HUZURSUZ BACAK SENDROMU

Planlanan şeyleri hayata geçirememek;
Zamanı ve enerjiyi boşa harcamanın suçluluk duygusu;
Monoton yaşamdan sıkılmak ama bir şey yapmamak;
Sorumluluk taşımak istememek;
Vücutta biriken stres yükü;
Bazı aile üyelerine duyulan bilinçaltı tepki.

Afirmasyon: İdeallerimi gerçekleştirmek için şimdi adım atıyorum. Yeniliklere açığım.

Çapa: Aksiyon
Renk: Safran sarı
Sembol: Yıldız

İDRAR YOLLARI ENFEKSİYONU

Çocuklarda, karşı cinsten olan ebeveynden sevgi almadığını hissetmek; Yetişkinlerde, karşı cins tarafından anlaşılmamış hissetmenin tepkisi;
Verilen isabetsiz duygusal kararlardan duyulan rahatsızlık.

Afirmasyon: Hatalarım benim derslerim.
Kendimi seviyorum.
Bu dünyaya anlayış kazanmak için geldim.

Çapa: Anlayış
Renk: Turuncu
Sembol: Çemberlerin Dansı

İKTİDARSIZLIK

Cinsellikle ilgili çelişkiler;
Cinsellikle ilgili suçluluk duygusu;
Anneye karşı çözümlenememiş korkular;
Nevrotik bağımlılıklar, duygusal kompleksler, takıntılar.

Afirmasyon: Cinselliğin hazzını yaşamayı ve yaşatmayı seçiyorum.

Çapa: Keyif
Renk: Kızıl kestane
Sembol: Çemberlerin Dansı

İLTİHAP

Hangi bölge ya da organla ilgili ise o bölgeyi ya da organı temsil eden sorunla ilgili çelişki yaşamak.

Afirmasyon: Hayat yolculuğumun seçimini yapan benim. Kendim için en doğrunun ne olduğunu biliyorum. Bunun sorumluluğunu üstleniyorum ve özgürleşiyorum. Hata yapsam da değerliyim. Her seçimim beni geliştiriyor ve özgürleştiriyor.

Çapa: Seçim
Renk: Gök mavisi
Sembol: Yıldız

İNME (Bakınız: PARALİZ)

İNTİHAR DÜŞÜNCESİ

Yaşam sorunlarının çözümsüz olduğuna inanmak;
Yarına umut beslememek;
Başkalarını cezalandırma arzusu;
"Bensiz dünya olmasa da olur" inancı;
Had safhada değersizlik duygusu.

Afirmasyon: Hayatımın bana verilmiş en değerli armağan olduğunu biliyorum.

Çapa: Armağan
Renk: Sarı altın
Sembol: Sonsuzluk

İSHAL

Bir durumdan kaçmak;
Şu anda bir şeye duyulan korku;
Düzen tutkusu;
Bir şeyi görmek istememek.

Afirmasyon: Gerçekle yüzleşme cesaretine ve gücüne sahibim.

Çapa: Cesaret
Renk: Leylak
Sembol: Kare içinde üçgen

İŞTAH EKSİKLİĞİ

Hayata duyulan güvensizlik ve depresyon.

Afirmasyon: Hayata güven duydukça hayatım güzelleşiyor.

Çapa: Güven
Renk: Kızıl kestane
Sembol: Kare içinde üçgen

İŞTAH FAZLALIĞI

Sevgi, kabul ve korunma ihtiyacının doyurulmaya çalışılması;
Dökülmemiş gözyaşları.

Afirmasyon: Kendimi sevmeye layığım ve güvendeyim.

Çapa: Sevgi
Renk: Derin mor
Sembol: Çemberlerin Dansı

KABIZLIK

Geçmişe takılı kalmak;
Kontrol tutkunluğu;
Sahip olduklarından vazgeçememek;
Yoksunluk duygusu.

Afirmasyon: Geçmişin yüklerinden özgürleşmeyi seçiyorum.

Hayat bana yenilikler sunuyor. Yeniliklere açığım.

Çapa: Özgür
Renk: Turuncu
Sembol: Yıldız

KALÇA SORUNLARI

Büyük kararlar vermekten korkmak;
Geleceğe umutla bakamamak;
Duygusal ve fiziksel destekten yoksun hissetmek;
Şimdi yaşadıklarını kabul edememek.

Afirmasyon: Hayatın akışına güven duymayı seçiyorum.

Çapa: Güven
Renk: Gül kırmızı
Sembol: Kare içinde üçgen

KALP SORUNLARI

- **Kalp çarpıntısı**

  Gelecekle ilgili endişe duymak;
  Başkalarını kontrol etme isteği.

- **Kalp krizi**

  Sevgiyi bilmemek;
  Bencilce yaşamak.

- **Kalp romatizması**

  Mutsuz bir ilişki içinde hapsolmak;
  Kaybetme korkusuyla sevmek ve sevilmek için izin vermemek.

- **Kalp yetmezliği**

  Şefkat eksikliği;
  Kendini ve başkalarını affedememek.

- **Ritm bozukluğu**

  Düzensiz bir hayat sürmek;
  Sorumluluktan kaçma isteği.

- **Taşikardi**

  Sindirilmesi zor durumlarda sesini çıkaramamak;
  Endişe ve heyecan duymak.

Afirmasyon: Sevgimi duyarlılıkla gösteriyorum.
Her gün daha iyiyi doğru gidiyorum.
Sevginin ışığı yüreğimi dolduruyor.
Seviyorum ve seviliyorum.
Hayat sevince güzel. Hayatı seviyorum.

Çapa: Sevgi
Renk: Zümrüt yeşili
Sembol: Çift çapraz

KAN BOZUKLUĞU

Hayatın bazı alanlarında kendini güçsüz hissetmek;
Derin kızgınlık duygusu;
Yoğun depresyon;
Hayattan haz almamak;
Hayatın akışına ayak uyduramamak.

Afirmasyon: Hayattan aldığım haz gittikçe artıyor.
Tüm durumlarla baş etmek için yeterliyim.

Kendi ayaklarım üzerinde durabiliyorum.
Kendi gücümü kabul ediyor ve kullanıyorum.

Çapa: Akış
Renk: Açık yeşil
Sembol: Çift çapraz

KAN DOLAŞIMI BOZUKLUKLARI

Fazla yük taşımak;
Sevmediğin ama bırakamadığın işte çalışmak;
Gerginlik ve hayal kırıklığı;
"Kendimi kanıtlamalıyım ama nasıl?" duygusu.

Afirmasyon: Kendim olmanın harika hazzını ve hafifliğini yaşıyorum. Kendimi sevmeye layığım.

Çapa: Hafif
Renk: Vişne kırmızı
Sembol: Kare içinde üçgen

KANDİDA (AĞIZDA VE VAJİNADA)

İçte gittikçe büyüyen öfke;
Bilinçaltı boyutunda sürekli başkalarını suçlamak.

Afirmasyon: Yaşamımın mimarı olduğumu kabul ediyor ve kendimi seviyorum.

Çapa: Kabul
Renk: Turuncu
Sembol: Çemberlerin Dansı

KANSER

Her türlü kanser hastalığı, içe gömülen nefretin, derin acıların, kırgınlıkların, hayal kırıklıklarının, büyük sırların uzun süre taşınması sonucunda bedenin, kendisine gösterilen acımasızlığa karşı gösterdiği tepkidir. Kişi değişime duyulan arzu ile değişim korkusu arasında uzun yıllar gidip geldiği halde "kozadan çıkmak" için adım atmaz.

- **Akciğer Kanseri**

  Monoton bir yaşam;
  Kendi ideallerini gerçekleştirememememin bastırılmış öfkesi;
  Geçmişe takılı kalmak.

- **Böbrek Kanseri**

  Korkularla yüzleşmekten korkmak;
  Sevgi ve şefkati alamamak ve verememek.

- **Kan Kanseri (Lösemi)**

  Yoğun öfke ve depresyon;
  Bir ebeveyni veya bir pozisyonu kaybetmek;
  Çaresizlik ve umutsuzluk duygusu;
  Şimdiki koşulların ya da gelecekteki olasılıkların kabullenemezliği.

- **Kemik İliği Kanseri (Multipl Miyelom)**

  Yoğun öfke ve umutsuzluk;
  Hayattan vazgeçmişlik duygusu;
  Ziyan edilmiş hayat.

- **Kolon Kanseri**

Bastırılmış nefret ve geçmişin öfkelerine aşırı takılı kalmak.

- **Lenfoma**

Kindarlık;
Karamsarlık;
"Hayat bana borçlu" inancı;
Toksik düşünceler;
Hayata karşı duyulan derin tatminsizlik;
Vermeyi ve paylaşmayı bilmemek.

- **MDS (Myelodisplastik Sendrom)**

Uzun süreli üzüntüler;
Ölüm ve ayrılıklar;
Maddi bunalımlar ve çaresizlik duygusu.

- **Meme Kanseri**

Cinsiyetinle barışık olmamak;
Fazlaca fedakârlık yaparak yaşamak;
Onay bağımlılığı;
Sevildiğini hissedememek.

- **Mide Kanseri**

Başkalarına duyulan nefret ve lanetleme duygusu;
Kötü niyetlilik;
İntikam alma isteği;
Affedememek.

- **Prostat Kanseri**

Sınırlanmanın yarattığı bastırılmış kızgınlık.

- **Rahim ve Rahim Ağzı (serviks) Kanseri (Cinsel organlarla ilgili kanser)**

Bastırılmış öfke (erkek otorite figürlerine ve anneye);
Hayatı bomboş hissetmek;
Bastırılmış yalnızlık duygusu;
Bastırılmış çaresizlik / umutsuzluk duygusu;
Kötü anne baba ilişkileri;
Travmatik bir kaybın üstesinden gelememek;
Öfke, nefret, intikam veya kıskançlık duygularıyla dolu olmak;
Bilinçaltı ölüm arzusu;
Kendini reddediş;
Hayatın yaratıcı boyutuna duyulan öfke.

Not: Kanserin hangi organda olduğuna bağlı olarak, önce o organla ilgili sorunlar yaşanır. Çözülemezse sorun büyüyerek kansere yol açar. Öncelikle spesifik organ üzerinde çalışma yapın. Sonra aşağıdaki çalışmayı uygulayın.

Afirmasyon: Kendimi ve başkalarını affederek sağlıklı olmayı seçiyorum.
Acı çekme ihtiyacından özgürleşiyorum.
Her günün, her saatin getirdiği yeniliklere açığım.
İyi hissetmeyi seçiyorum.
Kendi sevgime layığım.
Bilincim sağlıklı ve sevecen düşüncelerle dolu.
Bu düşüncelerim bedenime ve deneyimlerime yansıyor.
Yarattığım her sorunu şimdi ben çözebilirim.

Çapa: Sevecen
Renk: Zümrüt yeşili ve mor
Sembol: Çift çapraz

KANSIZLIK (Bakınız: ANEMİ)

KARACİĞER HASTALIKLARI
(Karaciğer bedenin kızgınlık merkezidir)

Biriktirilmiş kızgınlık;
Yargılayıcılık;
İçerlemek ve küçük düşünmek;
Kendini ve başkalarını affedememek;
Eleştirel düşünceler;
Haksızlığa uğramışlık duygusu ve intikam arzusu;
Kendini suçlamak;
Geçmişte yaşananlardan pişmanlık duymak;
Sahip olma ihtiyacı.

Afirmasyon: Kendimi ve başkalarını affederek hayattan tat almayı seçiyorum.

Çapa: Huzur
Renk: Gök mavisi
Sembol: Yıldız

KARDİYOVASKÜLER SORUNLAR
Rekabetçilik;
Maddi zenginlik tutkusu;
Hırçın ve sabırsız kişilik;
Düşük özsaygı.

Afirmasyon: Hayatın zenginliklerinin kendi içimde olduğunu idrak ediyorum.
Sahip olduklarımı paylaşmaktan haz alıyorum.

Çapa: Paylaşım
Renk: Açık yeşil
Sembol: Çift çapraz

KARIN BÖLGESİ VE KARIN AĞRISI

Değersizlik duygusunu yoğun hissetmek;
Birisini fazla kıskanmak;
Korku ve endişe içinde güvensizlik;
İlişkilerde uyumsuzluk.

Afirmasyon: Değerliyim ve sahip olduklarımın değerini biliyorum.
Uyumlu ve esneğim.
Hayatın akışına güveniyorum.

Çapa: Güven
Renk: Açık limon sarı
Sembol: Yıldız

KARPAL TÜNEL SENDROMU

Tekrarlanan monoton işlerden bıkmak;
Yeniliklere özlem duymak;
Kayıtsız kalarak kendini korumaya çalışmak;
Yaratıcılığına uygun oranda üretken olmamak;
Hayatını iyileştirmek için yeterince çaba göstermediğini bilmek ve bundan suçluluk duymak;
İdeallerini gerçekleştirmeye kendini layık görmemek.

Afirmasyon: Yaratıcıyım ve üretkenim.
Hayatımı kendim istediğim gibi şekillendiriyorum.
Bu güce ve enerjiye sahip olduğumu biliyorum.
İstediğim hayatı yaşamaya layığım.

Çapa: Çaba
Renk: Leylak
Sembol: Çemberlerin Dansı

KAŞINMAK

Doyurulmamış arzular;
Hayatta daha fazlasını istemek;
Bulunduğun yeri kabul edememek.

Afirmasyon: Bulunduğum noktadan şükran duydukça huzur ve doyum hissediyorum.

Çapa: Şükran
Renk: Safran sarı
Sembol: Çemberlerin Dansı

KAZALAR

Gerginlik ve endişe;
Otoriteye karşı çıkma arzusu;
Kendini koruyamama duygusu;
Suçluluk duyarak kendini cezalandırma arzusu;
Yanlış yerde olduğunu hissetmek.

Afirmasyon: Kendimi affediyorum ve güvende hissediyorum.
Doğru yerde doğru zamanda doğru davranışı seçmeyi başarıyorum.

Çapa: Sakin
Renk: Turuncu
Sembol: Daire

KEKEMELİK

Karşı çıkmak istemek ve çıkamamak;
Otorite figürlerini memnun etmeye çalışmak;
Büyük korku yaşadığı halde ağlayarak boşalamamak.

Afirmasyon: Kendi yolumu kendim çizecek güce ve enerjiye sahibim.

Çapa: Cesaret
Renk: Vişne kırmızı
Sembol: Üçgen

KEMİK PROBLEMLERİ

Kendini güçsüz ve dayanaksız hissetmek;
Kendini cezalandırmak.

Afirmasyon: Kendime ve hayata güveniyorum.
Kendimi affediyorum.

Çapa: Dayanıklı
Renk: Gül kırmızı
Sembol: Kare içinde üçgen

KIRIK KEMİKLER

Ayrılık duygusu;
Saplantılı duygular.

Afirmasyon: Hayatla Bir'im ve hayatla akıyorum.

Çapa: Akış
Renk: Kızıl kestane
Sembol: Daire

KISIRLIK

Bilinçaltında anne / baba olmaya gösterilen direnç;
Kendini ebeveyn olmaya hazır hissetmemek;
Eşe ve toplumsal kurallara duyulan bilinçdışı tepki.

Afirmasyon: Hazır olduğum her şeyi hayatımda yaratıyorum.
Hayatın akışına güven duyuyorum.

Çapa: Hazır
Renk: Zümrüt yeşili
Sembol: Kare içinde üçgen

KİST

Kendine acımak;
İncinmişlik duygusunu aşamamak;
Mutsuz olmaktan mutlu olmak;
Başkalarının mutsuzluğundan mutlu olmak.

Afirmasyon: Kendime sevgi ve saygı duymaya layığım.

Çapa: Huzur
Renk: Gül pembe
Sembol: Çift çapraz

KOLESTEROL

"Mutlu olmak hakkım değil" inancı;
Kendine hazzı yadsımak.

Afirmasyon: Yaşamdan haz almayı seçiyorum.
Kanım damarlarımda özgürce dolaşıyor.

Çapa: Doyum
Renk: Turuncu
Sembol: Çemberlerin Dansı

KOLİK

Ortamdan mutlu olmamak;
"İhtiyaçlarıma önem verilmiyor" duygusu.

Afirmasyon: Her ortamı mutlu kılacak bakış açısına sahibim.

Çapa: Mutlu
Renk: Leylak
Sembol: Kare içinde üçgen

KOLİT

Özgürlüğü kaybetme korkusu;
Düzen tutkusu;
Şefkat görme ihtiyacı.

Afirmasyon: Hayatı sevdikçe özgürleşiyorum.

Çapa: Şefkat
Renk: Beyaz altın
Sembol: Daire

KONJUNKTİVİT

Gördüklerine öfke duymak.

Afirmasyon: Olanı olduğu gibi kabul ediyorum.

Çapa: Kabul
Renk: Siyah ve turuncu
Sembol: Artı

KRAMP (ADET DÖNEMİ)

Birikmiş gerginlik;
Dişiliğe sağlıklı bakış açısıyla bakamamak.

Afirmasyon: Kadın ve dişi olmaktan gurur duyuyorum.

Çapa: Çekici
Renk: Gül kırmızı
Sembol: Çemberlerin Dansı

KRONİK YORGUNLUK SENDROMU

Ruh / beden / zihin dengesi gözetilmeden sürdürülen bir hayat;
Aşırı stres;
Bağışıklık sisteminin aşırı çalışması sonucunda bitkinlik hissi, tükenmişlik.

Afirmasyon: Kendime zaman ayırıyorum.
Yükümü hafifletiyorum.
Hayat hızımı yavaşlatıyorum.
Hobilerimle uğraşmaktan keyif alıyorum.

Çapa: Keyif
Renk: Zümrüt yeşili ve gök mavisi
Sembol: Üçgen ve Yıldız

KULAK SORUNLARI

Başkalarını sizin gibi anlamaya zorlamak.

• **Kulak ağrısı**

Duyduğun şeylere duyulan kızgınlık;
Çocuklarda: Evdeki gürültü patırtıya tahammül edememek.

• **Kulak çınlaması**

Sezgilerin sesini dinlemekten korkmak.

• **Kulak İltihabı (Otit)**

Dış kulak
Duyduklarınızdan fazla rahatsız olmak;
Bazı insanların varlığına alerji duymak.

İç Kulak
Dinlenilmediğini, önemsenmediğini hissetmek.

Orta Kulak
Huzursuz aile ortamı.

Afirmasyon: Anlayışla dinlemeyi seçiyorum.

Çapa: Anlayış
Renk: Şeffaf beyaz
Sembol: Artı

KURDEŞEN

Su yüzüne çıkan küçük korkular;
Kötü davranışa maruz kalmışlık hissi;
Olanı protesto etmek isteyip, edememek;
Olanı objektif olarak görememek;
Birisinin davranışlarına duyulan kızgınlık.

Afirmasyon: Korkularımı kendimle barışarak aşıyorum.

Çapa: Barış
Renk: Gök mavisi
Sembol: Kare içinde üçgen

LSD BAĞIMLILIĞI (Bakınız: BAĞIMLILIKLAR - ECSTASY)

LÖSEMİ (Bakınız: KAN KANSERİ)

MANİK DEPRESYON (BİPOLAR)

"Çok zekiyim. Hayat bana dar geliyor" inancı;
"Çok değersizim. Hayat yaşamaya değmez" inancı;
Sürekli çelişkili mesajlar alarak büyümek;
Kapana kısılmışlık ve engellenmişlik duygusu;
Kişinin zekâsına uygun potansiyeli açığa çıkaracak aile ve çevre ortamından beslenememesi;
Birey olamamak ama "Ben varım ve önemliyim" mücadelesi vermek.

Afirmasyon: Hayata güveniyorum.
Hayata katacağım çok zenginlik var.
Zekâm ve ruhum uyum içinde kendisini ifade ediyor.
Yaratıcılığımı sağlıklı yollarla ifade ediyorum ve üretiyorum.

Çapa: Tutarlı
Renk: Derin mor ve sarı altın
Sembol: Yıldız ve Daire

MANTAR (Bakınız: Ağız ve vajina için: KANDİDA) (Ayak için: AYAK MANTARI)

MARİHUANA BAĞIMLILIĞI
(Bakınız: BAĞIMLILIKLAR - ESRAR)

MEME PROBLEMLERİ

Kendini değersiz hissetmek;
Şefkat verememek;
Kadınlığıyla barışık olmamak.

Afirmasyon: Kendimi seviyorum.
Ben değerliyim.

Çapa: Değerli
Renk: İndigo mavi
Sembol: Çemberlerin Dansı

MENENJİT

- **Bebek ve çocuk menenjiti:**
  Çocuğun sevgi ve güven ihtiyacının karşılanmaması;
  İstenilmeyen ve kabul görmeyen değersiz bir varlık olduğuna inanması;
  İlgi, sevgi ve şefkat eksikliği.

- **Ergen menenjiti:**
  Sevgi, güven ve ait olma duygusu eksikliği;
  "Beni koruyacak kimsem yok" duygusu;
  Kimlik arayışında kaybolmuşluk duygusu;
  İlgi sevgi ve şefkat eksikliği;
  Kendi varlığının özgünlüğünü ifade edememek.

- **Orta yaş dönemi sonrası menenjiti:**
  İşe yaramazlık ve yalnızlık duygusu;
  Hayalleri gerçekleştirememenin ve öz benliğini ifade edememenin yarattığı derin hayal kırıklığı;
  "Hayatı kaçırdım" inancı ve hayattan vazgeçiş;
  İlgi, sevgi ve şefkat eksikliği.

Afirmasyon: Hayatımın değerini biliyorum.
Sevginin gücü benim içimde.
Kendimi seviyorum ve sevilmeye layığım.
Ben Hayat'ın eşsiz ve benzersiz bir ifadesiyim.

Çapa: Benzersiz
Renk: Zümrüt yeşili ve sarı altın
Sembol: Sonsuzluk

MENOPOZ PROBLEMLERİ

(Menopoz sağlıklı bir kadının *hiçbir* sorun yaşamadan geçirdiği doğal bir süreçtir.)

Yaşlanma korkusu;
Reddedilme korkusu;
İşe yaramazlık korkusu;

Afirmasyon: Yaratıcı, üretken, kendime ve çevreme yararlı sevilen ve seven bir kadınım.

Çapa: Üretken
Renk: Gül pembe
Sembol: Yıldız

MESANE PROBLEMLERİ

Cinsel duyguların bastırılması;
Uyumsuz kadın erkek ilişkileri;

Cinsel kimliğin ifade edilememesi;
Artık gerekli olmayan nesnelerden ya da fikirlerden vazgeçememek;
Para, iş, sağlık sorunlarına çok fazla kafayı takmak;
Aşırı düzensizlik ya da aşırı düzen tutkusu.

Afirmasyon: Rahatım ve değişime açığım.

Çapa: Rahat
Renk: Turuncu
Sembol: Kare içinde üçgen

MİDE BULANTISI

Kendinle veya gerçekle yüzleşmeyi kabul edememek;
Bir karar almaktan korkmak.

Afirmasyon: Olanı kabul ediyor ve özgürleşiyorum.

Çapa: Kabul
Renk: Safran sarı
Sembol: Üçgen

MİGREN

Her şeyi doğal akışına bırakamamak;
Mükemmeliyetçi kişilik;
Zorlanmaktan hoşlanmamak ama başkalarını zorlamak;
Uzun süren stresle başa çıkamamak;
Kontrol bağımlılığı: "Her şey benim denetimimde olmalı."

Afirmasyon: Hayatın doğal akışıyla uyum içindeyim.

Çapa: Akış
Renk: Şeffaf beyaz
Sembol: Sonsuzluk

MULTİPLSKLEROZ (MS)

Çocukça inatçı kişilik;
İradesi güçlü gibi görünmeye çalışmak ama iradesi zayıf olmak;
İstenilmemişlik ve seçilmemişlik duygusunun yarattığı bastırılmış ve biriktirilmiş öfke;
Hayatta ilerlemeye gösterilen direnç;
Hakkını arayamamak ve hakkı olduğunu düşündüğü şeyleri talep edememek;
Öz disiplin eksikliği.

Afirmasyon: Değişime ve gelişime açığım.
Haklı olmak yerine mutlu olmayı seçiyorum.

Çapa: Azimli
Renk: Gül kırmızı
Sembol: Kare içinde üçgen

NASIR

Yeni bilgilere açık olmamak;
Hayatla uyumsuzluk;
Tek düze yaşam.

Afirmasyon: Yeni bilgi ve deneyimler bana heyecan veriyor.

Çapa: Yenilik
Renk: Gök mavisi
Sembol: Üçgen

NEFES DARLIĞI

Aşırı stres ve yalnızlık duygusu;
Uzun süren kararsızlık;

Bir şeyleri gizlemenin suçluluk duygusu;
Bir şeylerden korkmak;
Yaptığın ya da yapmadığın bir şeyden dolayı mutsuz olmak.

Afirmasyon: Kendimi hayatın akışına bırakıyorum.
Hata yapsam da değerliyim.
Hayatın nefesini içime dolduruyorum.
Huzurluyum ve rahatım.
Dürüst ve huzurlu bir yaşam sürüyorum.
Kendime zaman ayırıyorum.

Çapa: Rahat
Renk: Gül kırmızı
Sembol: Kare içinde üçgen

NEFES KOKMASI - KRONİK (HALİTOZ / HALIİTOSİS)

Kıskançlık ve nefret dolu olmak;
Kendinden hoşlanmamak.

Afirmasyon: Geçmiş geride kaldı; şimdi ve burada olmaya odaklanıyorum.

Çapa: Anlayış
Renk: Sarı altın
Sembol: Daire

NEFRİT

Hayal kırıklığı;
Başarısızlık duygusu;
Hayatın adil olmamasına duyulan öfke.

Afirmasyon: Her şeyin bir nedeni olduğunu kabul ediyorum.

Çapa: Kabul
Renk: Açık limon sarı
Sembol: Yıldız

NÜZUL (Bakınız: PARALİZ)

OBEZİTE

Şefkat ihtiyacını yiyecekle doldurmaya çalışmak;
Gerçekten istediklerini kendine ve başkalarına itiraf edememek;
Sevgi ve yakınlık arayışı;
Bastırılmış duygular;
Bedensel ve duygusal korunma ihtiyacı;
Kendini reddediş.

Afirmasyon: Kendimi seviyor ve değer veriyorum.

Çapa: Değerli
Renk: Beyaz
Sembol: Kare içinde üçgen

OMURGA EĞRİLİKLERİ (Bakınız: SKOLYOZ)

OMURİLİK HASTALIKLARI

Aile ortamından beslenememek;
Aile ortamının şiddet ve karmaşa dolu olması;
Kuru toprakta solan bir bitki gibi hissetmek.

Afirmasyon: Yaratıcı güç içimde.

Öz'ümün enerjisiyle besleniyorum.
Yaşamın hazzı içimi dolduruyor.
Kendi yetenek ve becerilerime güveniyorum.

Çapa: Haz
Renk: Derin mor
Sembol: Kare içinde üçgen

OMUZ SORUNLARI

- **Çöküük omuzlar**
  Sana ait olmayan sorunlara katlanmak;
  Cesaret eksikliği.

- **Sağ omuz düşüklüğü**
  Kontrol sorunu;
  Eril enerji sorunlarıyla boğuşmak.

- **Sol omuz düşüklüğü**
  Yaratıcılığın yadsınması;
  Dişi enerjiyi bastırmak.

- **Omuz ağrıları**
  Çok fazla sorumluluğun yarattığı stres;
  Hayattan tat almamak.

Afirmasyon: Kendime ve seçimlerime güveniyorum.
Hayatta sevgi ve güvenle dik durmayı seçiyorum.
Derin nefes alıyorum.

Çapa: Güven
Renk: Derin mor
Sembol: Kare içinde üçgen

OTİZM

Anne ve babanın çocuk sahibi olmayı "bilinçaltında" istememesi;

Benden beklenen bu olduğu için "çocuğum olmalı" düşüncesi;

Çocukluk aşılarının çocuğun "hayat tehlikeli bir yer" eğilimini tetiklemesi;

Duygusal boyutta mesafeli ebeveynlik ve anne baba arasındaki mesafeli ilişki.

(Suni sancı ile başlatılan sezaryen doğum, doğumda anestezi ve /veya sakinleştirici ilaç kullanımı, forseps kullanımı, anne bebek arasında özellikle ilk bir saat içinde göz kontağı yoksunluğu da otizm riskini artıran faktörlerden bazılarıdır.)

Anne babaların afirmasyonu: Yeni bir insanın hayat rehberiyim. Çocuğuma ilgi ve sevgi veriyorum.

Sevgiyi vermesini öğrenerek gelişiyorum ve olgunlaşıyorum.

(Anne babadaki enerji yükselmesi, çocukları enerji boyutunda etkiler.)

Çapa: Kabul
Renk: Derin mor
Sembol: Yıldız

OSTEOPOROZ

Hayatta kendini tamamen desteksiz ve yalnız hissetmek.

Afirmasyon: Değerliyim ve yeterliyim.
Yaşam enerjisi her hücremde dolaşıyor.

Çapa: Enerji
Renk: Kızıl kestane
Sembol: Kare içinde üçgen

ÖDEM

Bedenin bir bölgesinde hareket etmeme arzusu;
Bedenin bir bölgesinde dinlenme ihtiyacı;
Bedenin bir bölgesinde "alçıya alınma" ihtiyacı.

Afirmasyon: "Tembellik" hakkımı kullanıyorum; bu benim doğal hakkım.

Çapa: Rahat
Renk: Turuncu
Sembol: Çemberlerin Dansı

ÖKSÜRÜK

Sinirlilik;
Eleştirilme korkusu;
Bir şeyden rahatsızlık duymak;
Hayatın boğması.

Afirmasyon: Eleştiriye, değişime ve gelişime açığım.

Çapa: Değişim
Renk: İndigo mavi
Sembol: Üçgen

PANİK ATAK

Çocukluğa ait bastırılmış korkuların daha sonraki bir korkuyla tetiklenerek korku yumağına dönüşmesi;
Ölüm korkusu.

Afirmasyon: Yaşamın nefesini derin derin içime çekiyorum.

Hayatı seviyorum.

Çapa: Sakin
Renk: Sarı altın ve derin mor
Sembol: Daire

PANKREAS SORUNLARI

Düşük özsaygı;
Kahkahayı bastırmak;
Egonun sağlıksız ifadesi;
Kendinin ve başkalarının haz hissetmesine de izin vermemek.

Afirmasyon: Hayatın güzelliklerini görüyor ve keyif alıyorum.

Çapa: Keyif
Renk: Açık limon sarı
Sembol: Yıldız

PARALİZ
(Felç, inme, nüzul)

Hayatta ileriye gitmeme isteği, gidememek;
Sorumluluktan kaçmak;
Hayata direnç göstermek.

- **Sol kol paralizi:** Almakta zorlanmak.

- **Sağ kol paralizi:** Vermekte zorlanmak.

Afirmasyon: Hayat yolculuğumun sorumluluğunu üstlenerek özgürleşiyorum.
Kendimi yenileme gücüne sahibim.
Vermeyi de, verileni kabul etmeyi de biliyorum.

Çapa: Gelişim
Renk: Gül kırmızı, kırmızı kahverengi
Sembol: Kare içinde üçgen

PARAPLEJİ
(İki bacağın tutmaması)

Hayatı derinden reddetmek;
Bedenin ve ruhun ihtiyaçlarına saygı duymamaktan dolayı bedenin grev yapması;
Ekstrem direnç, tümüyle vazgeçmek.

Afirmasyon: Hayatı derinden kabul ediyorum ve kendimi akışa bırakıyorum.

Çapa: Saygı
Renk: Derin mor
Sembol: Sonsuzluk

PARKİNSON
Tam kontrol arzusu;
Kontrol edememe korkusu;
Birisini seninle ilgilenmeye zorlayarak cezalandırmak.

Afirmasyon: Hayatın doğal akışını kabul ediyorum ve her şey olduğu gibi mükemmel.

Çapa: Akış
Renk: Safran sarı
Sembol: Yıldız

REFLÜ
Hazmedilemeyen davranışlar;
Yalan söylemekten suçluluk duymak;
Stres ve endişe;

Afirmasyon: Düşünce, duygu ve davranışlarımda tutarlıyım.

Çapa: Rahat
Renk: Açık limon sarı
Sembol: Çemberlerin dansı

ROMATİZMA

İnsanlar bana haksızlık ediyor;
Bütün kötü şeyler beni buluyor;
Vah zavallı ben.

Afirmasyon: Sevgiyle bakmasını bilerek hayatımda güzel şeyler yaratıyorum.
Hayatımdaki güzellikler için şükran duyuyorum.

Çapa: Şükran
Renk: Zümrüt yeşil
Sembol: Çift çapraz

ROMATOİD ARTRİT

Kendine çelişkili mesajlar vermek;
Yaşamın değişimlerine ayak uyduramamak;
Kendine yetemediğini hissetmek;
Kendini yararsız ve amaçsız hissetmek.

Afirmasyon: Yaşamın zenginliklerine açığım.
Kendimi yeni durumlara adapte edebilme gücüne sahibim.

Çapa: Uyum
Renk: Kızıl kestane
Sembol: Çemberlerin Dansı

SAFRAKESESİ İLTİHABI

Kızgınlık, kıskançlık, kin;
Başkalarına zorla bir şeyler yaptırmaya çalışmak;
Kontrolcü kişilik.

Afirmasyon: Kendimin en iyi versiyonu olmayı seçiyorum.

Çapa: Huzur
Renk: Açık limon sarı
Sembol: Yıldız

SAFRAKESESİ TAŞI

Aşırı gurur;
Affetmeyi reddetmek;
Başkalarının önünü kesmeye çalışmak.

Afirmasyon: Geçmişi geride bırakıyor ve şimdiye odaklanıyorum.

Çapa: Şimdi
Renk: Safran sarı
Sembol: Yıldız

SAĞIRLIK

Olanları işitmek istememek;
Yalnız kalmak istemek;
Kendi dünyasına çekilme isteği;
Öz değer düşüklüğü.

Afirmasyon: Kendimi ve başkalarını olduğu gibi kabul ediyorum.

Çapa: Duyarlı
Renk: Gök mavisi
Sembol: Üçgen

SAMAN NEZLESİ

Acil yapılması gereken şeylerin birikmesi sonucunda yaşanan duygusal tıkanma.

Afirmasyon: Sakinlikle hayatımı düzene sokuyorum. Kendime güveniyorum.

Çapa: Sakin
Renk: Turuncu
Sembol: Çemberlerin Dansı

SARILIK

Kin ve kıskançlık duygusunu gizlemek;
Çok yakın birisini affedememek;
Anne babaya duyulan derin öfke.

Bebek Sarılığı

Bebeğin istenmemişlik duygusu yaşaması;
Annenin hamilelik döneminde yaşadığı derin mutsuzluk ya da travma;
Annenin bebeğin varlığına duyduğu bilinçaltı tepki.

Afirmasyon: Ben değerliyim ve sevilmeye layığım. Kendimi ve başkalarını affederek özgürleşiyorum. Hayatı seviyorum.

Çapa: Anlayış
Renk: Gök mavisi ve beyaz
Sembol: Yıldız

SEDEF

İnsanlardan korunma ihtiyacı;
Başkalarını kendinden uzak tutarak cezalandırma isteği.

Afirmasyon: Kendimi başka insanlara açıyorum.
Ben değerliyim ve hayata güveniyorum.

Çapa: Temas
Renk: İndigo mavi
Sembol: Artı

SES KISIKLIĞI

(İki haftadan az süren ses kısıklığı için.
Daha uzun süren ses kısıklığı başka hastalıkların / sorunların habercisidir.)

Hoşlanmadığın ortamlarda bulunmak ve iletişim kurmak zorunda kalmak;
Size yüklenen bir sorumluluktan kaçmak istemek;
Sıkça stresli ve içine sinmeyen konuşmalar yapmak zorunda kalmak, bu durumdan rahatsız olmak;
Gerçek düşüncelerini söyleyememenin sıkıntısını yaşamak.

Afirmasyon: Düşüncelerimi ifade etmekte kendimi özgür bırakıyorum.
"Hayır" demeyi biliyorum.
Kendime zaman ayırıyorum.

Çapa: Rahat
Renk: Gök mavisi
Sembol: Sonsuzluk

SIRT SORUNLARI

Desteklendiğini hissedememek;
Duygusal zorluklarla baş edememek;
Kendini duygusal olarak tükenmiş hissetmek;
Birisinin sırtından inmesini istemek.

Sırt- alt
Para sorunlarından kaynaklanan korkular;
Bir şeyden geri çekilmeyi istemek;
Bir durumdan veya ilişkiden kaçmak istemek.

Sırt- orta
Suçluluk duygusu;
Özgüven düşüklüğü;
Kendini destekleyememek.

Sırt- üst
Duygusal destek alamamak;
Kendini duygusal olarak tükenmiş hissetmek;
Başkalarından sevgiyi esirgemek.

Afirmasyon: Hayata güven duyuyorum.
Hayata güven duydukça hayat beni destekliyor.

Çapa: Güven
Renk: Beyaz
Sembol: Kare içinde üçgen

SITMA

Öğrenilmiş çaresizlik duygusu;
Hayatın renklerinden mahrum bir yaşamın kıskacında olmak;
Dönem dönem bu hayata katlanacak takatin kalmadığı hissi;

Ani değişimlere adapte olamamak;
Kendini parazit gibi yararsız ve hayata karşı dirençsiz hissetmek.

Afirmasyon: Kendime güvenmeyi seçiyorum.
Dünyaya sevgiyle ve güvenle bakıyorum.
Dünyamda her şey yoluna giriyor.
Hayat beni her boyutta destekliyor.

Çapa: Güçlü
Renk: Derin mor ve turuncu
Sembol: Çemberlerin Dansı

SİFİLİS (Bakınız: CİNSEL HASTALIKLAR)

SİNİRLİLİK

Duyguları yeterince ifade edememek;
Gelecek korkusu;
Karmaşık düşünceler.

Afirmasyon: Derin nefes alıyor ve sakinleşiyorum.
Sakinleştikçe hayata güveniyorum. Duygu ve düşüncelerim netleşiyor.

Çapa: Sakin
Renk: Gök mavisi ve sarı altın
Sembol: Üçgen

SİNÜS PROBLEMLERİ

Başkasının hayatını nasıl yaşayacağını dikte etmeye çalışmak;
Yakınınızdaki insanın varlığından rahatsızlık duymak.

Afirmasyon: Kendime ve başkalarına özgürlük tanıyorum.

Çapa: Özgür
Renk: Açık limon sarı
Sembol: Yıldız

SİSTİK FİBROZ

"Hayat herkese iyi, bana değil" inancı.

Afirmasyon: Ben hayatın eşsiz ve benzersiz bir ifadesiyim ve değerliyim.

Çapa: Benzersiz
Renk: Kızıl kestane
Sembol: Çemberlerin Dansı

SİSTİT

Alışkanlık hale gelmiş mutsuzluk;
Çözümlenememiş gerginlik;
Korkularla yaşamak;
Duygusal kekemelik.

Afirmasyon: Hayatın güzelliklerini görmeyi ve sevmeyi seçiyorum.

Çapa: Mutlu
Renk: Kırmızı kahverengi
Sembol: Çemberlerin Dansı

SİROZ

Uzun süre öfke ve kin duygusunu gizlemek;
Çok yakın birisini affedememek;

İmajı korumak ve güçlü görünmek uğruna kendi istediğin hayatı yaşayamamak;
Anne babaya duyulan derin öfke;
Anne babanın istekleri ile kendi isteklerinin çelişmesi ama anne babanın beklentilerine hayır diyememek.

Afirmasyon: Ben değerliyim.
Kendimi ve başkalarını affederek özgürleşiyorum.
Bu hayat benim hayatım.
Kendi hayatımı yaşamayı seçiyorum.

Çapa: Huzur
Renk: Gök mavisi
Sembol: Yıldız

SİVİLCELER

Bastırılmış kızgınlıkların su yüzüne çıkması;
Kendinden hoşlanmamak.

Afirmasyon: Kendimi seviyorum ve kendimden hoşlanıyorum.
Kendimi sevmeyi öğrendikçe güzelleşiyorum.

Çapa: Güzel
Renk: Beyaz
Sembol: Çift çapraz

SKOLYOZ

Hayata güvenememek;
Ego sorunu (şişkin ego, utangaçlık veya aşağılık kompleksi);
Dayanılacak temel değerlere sahip olmamak;
Düşünce ve davranışlardaki tutarsızlık.

- **Omurganın sağa eğrilmesi**
  Sorumluluktan kaçmak;
  Mazeret ve suçlamalarla kendi gelişimini engellemek;
  Otokontrol ve öz disiplin yoksunluğu;
  Çok fazla şey yapar görünüp çok az şey yapmak;
  Zihinde yaşamak.

- **Omurganın sola eğrilmesi**
  Sorumluluktan kaçmak;
  Boş hayallerle kendini avutarak, kendi yalanlarına kendini inandırmak;
  Emeksiz kolay başarı peşinde koşmak;
  Maymun iştahlı olup hiçbir amacı gerçekleştirmemek;
  Hayalde yaşamak.

- **Kamburluk**
  Hayatın zor olduğunu ve mücadele gerektirdiğini düşünmek;
  Onay ve sevgi uğruna kendinin dışında başkalarının yükünü sırtlanmak;
  Sırtına taşıyabileceğinden fazla yük almak;
  Hayatı ziyan etmişlik, boşa yaşamışlık duygusu;
  Yoğun değersizlik duygusu;
  Kendi hayatında yer almamak, sadece var olmakla yetinmek.

Afirmasyon: Ben yaratıcı güce ve öz sorumluluğa sahip değerli ve yeterli bir insanım.

Hayatımın ve zamanımın değerini biliyorum.

Kendi amaç ve ideallerimin yolunda sırtım dik şekilde ilerliyorum.

Hayatımı canlı ve üretken kılmayı seçiyorum.

Çapa: Değerli
Renk: Sarı altın ve kızıl kestane
Sembol: Kare içinde üçgen

SOĞUK ALGINLIĞI

Zihinsel veya duygusal karmaşa yaşamak;
Mevsimsel hasta olmayı beklemek;
Dinlenmeye ve kendine zaman ayırmamak.

Afirmasyon: Geri çekiliyor ve durumu objektif gözlemleyebilecek mesafede duruyorum.

Çapa: Objektif
Renk: Gök mavisi
Sembol: Artı

SOSYAL FOBİ (UTANGAÇLIK)

Özsaygı eksikliği;
Kendini başkalarından önemsiz görmek;
Eleştirilme korkusu.

Afirmasyon: Yaratıcı ve üretkenim. Sevilmeye layığım.

Çapa: Değerli
Renk: Gül kırmızı
Sembol: Çemberlerin Dansı

SPASTİK KOLON

Geçmişte kişilere duyulan öfkeyi ve incinmeleri genel hayata yansıtmak;

Başkalarına duyulan derin güvensizlik;
Anılara takılı kalmak.

Afirmasyon: Bugün yeni hayatımın ilk günü.
Sevmeye ve sevilmeye layığım.

Çapa: Güven
Renk: Zümrüt yeşil
Sembol: Kare içinde üçgen

ŞARK ÇIBANI (Bakınız: ÇIBAN)

ŞEKER HASTALIĞI (Bakınız: DİYABET)

ŞİRPENÇE (Bakınız: ÇIBAN)

ŞİZOFRENİ

Hayatla baş edememek;
Yüksek zekânın hayat koşullarıyla uyum içinde olmaması;
Yüksek zekâlı bir genç insanın "sıradan" ve "kurallara uygun" bir yaşam içinde yaşamaya zorlanmasına duyulan isyan ve çaresizlik duygusu;
Zekâ düzeyi ile yaşam sorumluluğu almanın dengesizliği;
Gelişim döneminde aile ve çevre ortamının gerçek kimliğini bulmaya izin vermemesi ve kısıtlanmışlık duygusu;
Yaratıcılığın kullanılamaması.

Afirmasyon: Duygusal zekâmı geliştiriyorum.
Ben zeki, duyarlı, yaratıcı ve üretken bir bireyim.
Yaşamımın sorumluluğunu almak beni özgürleştiriyor.

Olgunlaştıkça zekâmı yaratıcı, kendime ve çevreme yararlı biçimde kullanıyorum.

Çapa: Uyum
Renk: Derin mor ve zümrüt yeşil
Sembol: Sonsuzluk ve daire

TALASEMİ (AKDENİZ ANEMİSİ)

Hayattan yüksek derecede korkmak;
Bireyi desteklemeyen, mutsuz evlilik ve sevgisiz aile ortamında doğmak;
"Dünya tehlikeli bir yer" inancı;
Sürekli "Varoluşum tehdit altında" duygusuyla yaşamak.

Afirmasyon: Hayatı kucaklamayı seçiyorum.
Mutluluğumun sorumluluğunu alıyorum.
Hayatımı değerli kılmak için gereken içsel güce sahibim.
Hayatın akışına güveniyorum.

Çapa: Cesur
Renk: Gül kırmızı
Sembol: Daire

TANSİYON

Düşük Tansiyon

Monoton bir yaşamın bıkkınlığı ve yorgunluğu.

Afirmasyon: Yeniliklere ve değişime açığım.

Çapa: Değişim
Renk: Gül kırmızı
Sembol: Kare içinde üçgen

Yüksek Tansiyon
Stres fazlalığı.

Afirmasyon: Kendime zaman ayırıyorum.
Hayatın akışına güveniyorum.

Çapa: Akış
Renk: Gök mavisi
Sembol: Kare içinde üçgen

TIRNAK SORUNLARI

- **Tırnak iltihabı**
- **Tırnak lekeleri**
- **Tırnağın yavaş uzaması**
- **Tırnak rengi bozukluğu**
- **Tırnak beyazlarının büyümesi**
- **Tırnakların çok hızlı uzaması**
- **Kırılgan tırnaklar**

Hayata ve seçimlerine güvenmemek;
Hayat duruşunu belirleyememek;
İleriye hamle yapamamak;
Amaç ve ideallerine olan güvensizlik;
Sürekli savunmada olmak ve kendini koruyamamak;
İmaj geliştirerek kendinden saklanmaya çalışmak;
Sahtekâr hissetmek;
Anne babaya, otorite figürüne duyulan derin öfke;

Afirmasyon: Yaratıcıyım ve yeni fikirlere açığım.
Hayatım ve ruhum özgürleşiyor.

Çapa: Güven
Renk: Turuncu
Sembol: Kare içinde üçgen

TIRNAK YEMEK

Kendini yok etme arzusu, otoriteye direnç, anne babaya öfkeli olmak, detaylarda takılı kalmak;
Kendi kendini yemek;
Çaresizlik ve acizlik duygusu;
Kendine yöneltilmiş kızgınlık;
Hayata tutunamamak.

Afirmasyon: Hayatımın tek sahibi benim.
Hayatın zenginlikleriyle besleniyorum.

Çapa: Huzur
Renk: Turuncu
Sembol: Kare içinde üçgen

TİK

Değersizlik duygusu;
Hayatın amaç ve anlam eksikliği;
Ait olma ve güven duygusu eksikliği;
Ailede kabul görmemek ya da önemsenmediğini hissetmek;
Kardeşler arasında anne baba tarafından "tercih edilen" olmamak.

Afirmasyon: Ben varım ve değerliyim.
Sevilmeye layığım.
Hayatımın amacı kendimin en iyi versiyonu olmak.
Gelişmeyi ve kendimin en iyi versiyonunu ifade etmeyi seçiyorum.

Çapa: Değerli
Renk: Açık limon sarı
Sembol: Kare içinde üçgen

TİMÜS SORUNLARI

Hayat adil değil;
Bana saldırılıyor;
Korunmam yok.

Afirmasyon: Hayatın zorluklarıyla baş edebilecek güce sahibim.
Hayatın güzelliklerinin değerini biliyorum.

Çapa: Güçlü
Renk: Açık yeşil
Sembol: Çift çapraz

TİROİD

Hipertiroid

Umursanmamaya karşı duyulan öfke;
Yapılan fedakârlıkların takdir edilmemesinin yarattığı hayal kırıklığı.

Afirmasyon: Ben varım ve değerliyim.

Çapa: Takdir
Renk: İndigo mavisi
Sembol: Üçgen

Hipotiroid

Bilinç ile bilinçaltı arasındaki derin çelişki;
İsteklerini ifade edememek;
Sınırlanmışlık duygusu;
Aşırı duygusallık.

Afirmasyon: Düşünce ve duygularımı özgürce dile getiriyorum.
Benim ne düşündüğüm önemli.

Çapa: İfade
Renk: Gök mavisi
Sembol: Üçgen

TONSİLİT (Bakınız: BOĞAZ SORUNLARI)

TÜBERKÜLOZ

Kendine ya da başkalarına aşırı katı davranmak;
Kuralları her şeyin üstünde tutmak;
Aşırı bencillik;
Gaddarlık.

Afirmasyon: Kendimi sevdikçe huzurum artıyor.
Hayat sevgiyi destekliyor.
Kendime ve başkalarına yararlı bir birey olmayı seçiyorum.

Çapa: Anlayış
Renk: Zümrüt yeşili
Sembol: Çift çapraz

UÇUK

Moral bozukluğu;
Karamsarlık;
Dile getirilememiş şikâyetler;
Cinsel tatminsizlik.

Afirmasyon: Her şey iyiye gidiyor.
Hayatımın her alanında pozitif değişimler yapmayı seçiyorum.

Çapa: Pozitif
Renk: Gül pembe
Sembol: Çemberlerin Dansı

UYKUSUZLUK

Derin suçluluk duygusu;
Olası tehlikelere karşı duyulan tepki;
Yüzeysel çelişkiler ve kararsızlıklar;
Yarım kalan işler;
Gecikmişlik duygusu.

Afirmasyon: Dün geride kaldı; yarın yeni bir gün.
Şimdi uykunun kucağında güvendeyim.
Her yeni gün, hayatıma yeni kapılar açıyor.
Hatalarımı telafi edip yeniye yelken açıyorum.
Kendimi affediyorum.
Geleceğin huzurunun tohumlarını şimdi ekiyorum; rahatım.

Çapa: Huzur
Renk: Gök mavisi
Sembol: Kare içinde üçgen

ÜLSER

Bir şeylerle baş edememenin yetersizlik duygusu;
Bir şeylerin seni yiyip bitirmesi.

Afirmasyon: Rahatlıyorum ve kendimi akışa bırakıyorum.

Çapa: Rahat
Renk: Açık limon sarı
Sembol: Yıldız

VAJİNİSMUS

Cinsellikten çok korkmak;
Cinsel tabuların kıskacında olmak;
Cinsellikten suçluluk duymak.

Afirmasyon: Kadın olmaktan gurur duyuyorum.
Cinselliği yaşamak benim en doğal hakkım.
Cinsellik hayatın bana verdiği bir armağandır.
Cinsellikten haz almayı seçiyorum.
Armağanın değerini biliyorum.

Çapa: Haz
Renk: Gül kırmızı
Sembol: Çemberlerin Dansı

VARİS

Duygusal zayıflıkla yaptığın seçimlerin sonucundan hoşnut olmadığın için suçu hayatın ağır yüküne atmak;
Kendini ağır yük altında ezilmiş hissetmek;
Hayatla inatlaşmak;
Haklı çıkmak uğruna içinde bulunduğun duruma saplanıp kalmak.

Afirmasyon: Hayatımın tüm sorumluluğunu üstleniyor ve özgürleşiyorum. Kendi hayat yolumda azimle ilerliyorum.

Çapa: Azim
Renk: Vişne kırmızı
Sembol: Kare içinde üçgen

VEBA

Yoğun korku dolu bir ortamda kişinin kendini korkularla kemirmesi;
Yüksek boyutta öz nefretten kaynaklanan dolaylı intihar;
Hiçlik, önemsizlik duygusu.

Afirmasyon: Hayata verebileceklerim var.
Ben değerliyim.
Hayatımın dönüm noktalarını en iyi şekilde değerlendiriyorum.
Derin değişime hazırım.

Çapa: Güven
Renk: Şeffaf beyaz, zümrüt yeşili
Sembol: Çift çapraz

VEREM (Bakınız: TÜBERKÜLOZ)

VİTİLİGO

Karşı cins tarafından reddedilmişlik duygusu;
Aile ortamında sevgisizlik ve stres;
Sinirlilik;
Korunaksız, desteksiz ve yalnız hissetmek;
Kendini kabul edilemez bulmak.

Afirmasyon: Kendimi olduğum gibi seviyor ve kabul ediyorum.
İç motivasyonum gittikçe artıyor.
Hayatımdaki eksiklikleri tamamlama arzusu beni motive ediyor.
Hayatımda denge ve uyum gittikçe artıyor.

Çapa: Kabul
Renk: İndigo mavi ve turuncu
Sembol: Kare içinde üçgen

YARALANMALAR

Suçluluk duygusu ve cezalandırılma arzusu;

Kendine duyduğun kızgınlıktan dolayı acı çekerek kendini cezalandırmak.

Not: Yaralanmalarda önce hasara uğrayan organ ya da bölge ile ilgili çalışma yapın. Sonra aşağıdaki çalışmayı uygulayın.

Afirmasyon: Hata yapsam da değerliyim.
Suçluluk duygusundan özgürleşiyorum.

Çapa: Affetmek
Renk: Turuncu
Sembol: Sonsuzluk

YATAK ISLATMAK

Ebeveynden korkmak (genellikle baba, bazen anne);
Bilinçdışı kızgınlık;
Çocukluğa dönme arzusu;
İlgiyi ve sevgiyi kaybetme korkusu.

Afirmasyon: Kendimle ve hayatla barışığım.
Güçlüyüm.

Çapa: Etkisel
Renk: Gök mavisi
Sembol: Üçgen

YEME BOZUKLUĞU

Anoreksi

Anneyi hiçbir şekilde memnun edememek;
Başkalarının beklentilerini karşılamakta kendini yetersiz hissetmek;
Kendini reddetmek.

Afirmasyon: Kendimi olduğum gibi kabul ediyorum.

Bedenime saygı duyuyorum ve onu sağlıklı gıdalarla besliyorum.

Bedenime iyi bakıyorum.

Bu dünyaya kendi amaçlarımı gerçekleştirmek için geldiğimi kabul ediyorum.

Çapa: Kabul
Renk: Gül pembe
Sembol: Çemberlerin Dansı

Bulemi

(Çok yiyip kusmak.)

Öz nefret;
Sevmediğin kendinden kurtulmaya çalışmak;
Karşılanmamış ihtiyaçlar;
Başkalarının beklentilerini karşılayamamak.

Afirmasyon: Kendimi kabul etmeyi ve sevmeyi seçiyorum.

Ne yediğimi ve ne kadar yediğimi yalnızca ben kontrol edebilirim.

Çapa: Özsevgi
Renk: Vişne kırmızı
Sembol: Yıldız

YUMURTALIK PROBLEMLERİ

Yalnızlık duygusu;
Sevilme ve saygı görme arzusu;
Cinsel rolde kendini yetersiz hissetmek.

Afirmasyon: Yaratıcı ve üretkenim.
Sevilmeye layığım.

Çapa: Yeterli
Renk: Zümrüt yeşili
Sembol: Çemberlerin Dansı

ZATÜRREE

Duygusal acıları uzun zamandır çekmek;
Umutsuzluk ve hayat yorgunu olmak.

Afirmasyon: Hayatımda yepyeni bir sayfa açıyorum.

Çapa: Umutlu
Renk: İndigo mavisi
Sembol: Daire

ZONA

İsteklerin gerçekleşmemesine duyulan öfke;
Hayatı kontrol etmeye çalışıp edememenin çaresizliği;
İntikam dolu düşünceler.

Afirmasyon: Hayatın getirdikleri en yüksek hayrıma oluyor.
Rahatım ve huzurluyum.

Çapa: Huzur
Renk: Açık limon sarı
Sembol: Çemberlerin Dansı

İnsan kurallara sığmaz!

SONSÖZ

DAHA SAĞLIKLI VE DOYUMLU BİR HAYAT İÇİN

1. İstemediklerinize değil istediklerinize odaklanın.

Neye odaklanırsanız onu üretirsiniz. İstediklerinize odaklanın. Bu sizi motive eder. Hastalığı düşünerek sağlık yaratamazsınız.

Hastalık istemiyorsunuz, sağlık istiyorsunuz. Öyleyse sağlığa odaklanın.

2. Değişime açık olun.

Değişim hayatın ta kendisidir. Durgun sularda hayat yoktur. Hayat değişimin içindeki hareketi ve canlılığı sever. Değişim güzeldir. İçinizde henüz keşfetmediğiniz ne güzellikler, ne yetenekler var.

3. Olumlu düşünün.

Aynı şeye olumlu da olumsuz da bakmak mümkün. Sağlıklı ve sağlıksız insanı ayıran işte bu bakış açısıdır. Olumlu düşünceler daha yüksek frekansa sahiptir. Beden hücreleriniz düşünce frekanslarınızı tanır ve onlardan olumlu ya da olumsuz biçimde etkilenir. Frekans yükseldikçe kişinin sağlığı artar. Her boyutta sağlıklı insan enerjiyle "ışıldar."

Seçtiğiniz düşünceler hem iç hem dış dünyanızda zihinsel bir atmosfer yaratır. Bu atmosfer sağlığınızı doğrudan etkiler.

4. Enerjinizi artıracak şekilde beslenin, egzersiz yapın ve yeterli uyuyun.

Hayat enerjidir. Enerji hayattır. Ne yediğiniz, nasıl beslendiğiniz sadece o gününüzü değil, ertesi gününüzü de etkiliyor. Aşırı yiyip içtiğiniz günün ertesi gününü hatırlayın.

Egzersiz demek hareket demektir. Beden hareket etmek üzere tasarlanmıştır. Yaşam enerjimiz yüksek olduğunda canlı ve hareketli oluruz.

Çocuklar çok hareketlidir. Canlı insanlar hareketlidir. Ölüler tümüyle hareketsizdir. Durgun insanların hareketleri yavaştır. Sağlıklı insanlar hareketlidir. Hasta insanlar ağır çekim hareket eder. İyileşmek için hareket edin. Hareket etmek için iyileşmeyi beklemeyin.

Uyku kalitesi ve süresi de sağlıkta önemli rol oynar. Uykusuz ya da az uykuyla geçen gecelerinizi ve ertesi günkü vücut direncinizin düşüklüğünü ve odaklanma zorluğunuzu hatırlayın.

5. Kendinize karşı dürüst olun.

Kendimize karşı dürüst olduğumuzda gerçeği yadsıyarak, inkâr ederek, çarpıtarak, kandırarak kendimize verdiğimiz zararlara da dur demiş oluruz. Gerçek, biz yok saydık diye yok olmuyor ki. O zaman sorunlar daha da büyüyerek bizi altında ezmeye başlıyor. Yağmurdan kaçarken doluya tutuluyoruz.

Gerçeği kabul ettiğimizde, değiştirme gücüne de sahip oluruz. Kabul etmediğimiz bir şeyi değiştiremeyiz ki.

Başkalarına dürüst olmanın yolu da önce kendimize dürüst olmaktan geçiyor.

6. Umutlu olun.

Umut, içimizdeki potansiyelin, içimizdeki gücün bize göz kırpışıdır. Umut kendimizden beklemektir, başkalarından değil.

7. Mutlu anlarınızı çoğaltın.

Mutlu insanlar her an lay lay lom yaşayan insanlar değil, mutlu anları mutsuz anlarına göre daha çok olan insanlardır. Mutluluk bir şans değil, bir seçimdir. Küçük mutlulukların değerini bilin. Bir çiçeği koklamak, bir bebeği sevmek, birilerine küçük bir iyilik yapmak, hiç nedensiz bir arkadaşınızı arayıp onu düşündüğünüzü söylemek mutluluk kaynağıdır. Başkalarını mutlu ettiğinizde siz de mutlu olursunuz. Mutluluk parfüm gibidir. Başkasına sürdüğünüzde kokusu size de bulaşır.

8. Kendinizi geçmişten ya da gelecekten şimdiye getirmeyi sıkça hatırlayın.

Kendini seven insan şimdide yaşar. Geçmişin suçluluk duyguları ve geleceğin endişeleri kendimizi sevmekten bizi alıkoyar. "Kendimi seviyorum. Bu nedenle şimdide yaşıyorum ve insanlara sevgiyle yaklaşıyorum" deyin.

İki omzunuza da birer papağanın tünediğini hayal edin. Bu papağanlardan biri "Şimdi", diğeri "Burada ol" diyor. Sürekli olarak papağanlardan şimdi ve burada ol, şimdi ve burada ol, şimdi ve burada ol sözlerini duyuyorsunuz.

An'a gelmenin en iyi yollarından biri de nefesinize odaklanmaktır. Nefes aldığınız için şükredin. Yaşıyorsunuz.

9. Vermenin ve paylaşmanın hazzını sıkça yaşayın.

Bir bahçıvan ekeceği tohuma, önce bana meyveni ver sonra seni ekeyim, gübreleyeyim ve sulayayım der mi?

Vermek için önce almayı beklemek bencil insanların tavrıdır. Yeryüzünde fiziksel, duygusal, zihinsel ve ruhsal boyutta sağlıklı, mutlu ve doyumlu olan tek bir bencil insan örneği yoktur. Doğa bencilliği bilmez, vermeyi ve paylaşmayı bilir. İnsanın gerçek doğası vermeye ve paylaşmaya programlıdır. Çünkü insan en doğal benliğiyle doğanın bir parçasıdır.

Vermek ve paylaşmak, sizde vermeye değecek şeyler olduğunun göstergesidir. Kendinizi değerli hissedersiniz.

10. Sahip olduklarınıza şükran duyun.

Bir şeye şükran duyduğunuz anda bir şeyi eleştiremez, olumsuz düşünemezsiniz. Bu nedenle şükran anlarınızı artırın.

Sahip olmadıklarınıza değil, nelere sahip olduğunuza odaklanın. Sahip olduğunuz şeylerin değerini bilin. Siz değer bildikçe evren size değer vereceğiniz daha fazla şey verir.

Değer bilenle bilmeyen bir olur mu? Siz değerli bir şeyinizi değer bilen mi yoksa bilmeyen mi bir insana hediye ederdiniz?

Evren de aynısını yapıyor. Değer bilmek, takdir ve teşekkür etmek şükran duygusudur.

Sevgi, Emek, Bedel, Ödül, Şükran, Keyif.

Hayat ömür boyu süren bir kendini tanıma serüvenidir. Yolculuğunuzun tadını çıkarın. Hayat gerçekten yaşamaya değer!

Sevgiyle ve sağlıkla yaşayın!

Nil Gün

İyileşme yolculuğunuzda size destek verecek Nil Gün kaset/CD'leri:

Progresif Derin Rahatlama
Sağlığınız İçin İçinizdeki İyileştirici Gücü Harekete Geçirin
Stres
Çakra
İç Huzuruna Ulaşın
Şükran Duymanın Hazzı
Affetmenin Özgürleştirici Gücü

İyileşme yolculuğunuzda size destek verecek Nil Gün kitapları:

Bedenin Bilgeliği -Psiko Kinesiyoloji (PiKi) Temel
Çekim Yasası
Uygulamalı Çekim Yasası -Sıkça Sorulan Sorular
İçimizdeki Şaman -Duyguların Simyası
Pazartesi Rejime Başlıyorum (Bu bir sağlık kitabıdır; diyet kitabı değil)
Geçmişin Gölgeleri
Mutluluk Kitabı
Özsaygı -Öncelikler Listende Kaçıncı Sıradasın? (Saim Koç - Nil Gün)

İyileşme yolculuğunuzda size destek verecek diğer ürün ve kitaplar:

İnancın Biyolojisi -Bruce Lipton
Anastasya (Çınlayan Sedir 1) -Vladimir Megre

Çınlayan Sedir Kolyeleri (Bu özel ağaçtan yapılan kolyeler insan sağlığı ve bilinci üzerinde olumlu etkiler yaratıyor, bedensel hastalıkları iyileştirmeyi hızlandırıyor ve ruhu hafifletmeye iyi geliyor. Çınlayan sedir kolyesini, bağışıklık sisteminizi yöneten timüs üzerine gelecek şekilde takın.)

Kuraldışı

nlp

neuro linguistic programming ve

workshop

deneyimsel farkındalık çalışması

psiko kinesiyoloji (Pi-Ki)	kendinizle ve başkalarıyla iletişim
kadın-erkek ilişkileri	özsaygı (self-esteem)
kendinizle yüzleşin	doğru karar alabilmek
gölgelerden aydınlığa	1440 dakika zaman yönetimi

yöneten

nil gün ve

saim koç

KURALDIŞI EĞİTİM & DANIŞMANLIK

Ayrıntılı bilgi için: 216 449 98 05 pbx www.kuraldisi.com

NLP

neuro linguistic programming

NLP her şeyin kendiliğinden, beklenin de ötesinde bir kolaylıkla yoluna girdiği tesadüfi anların ardında yatan dinamiği inceleme ve uygulama bilmidir. NLP bu anların sizin seçiminiz doğrultusunda bilinçli olarak yaratılmasının bilmidir.

NLP ÖĞRENMEK SİZE NE KAZANDIRIR?

- Bütün ilişkilerinizde istediğiniz sonucu yaratacaksınız.
- Zihinsel stratejileri kolaylıkla çözümleyebileceksiniz.
- Fikirlerinizi net bir şekilde aktarabileceksiniz.
- Başkalarının sizi nasıl algıladığını fark edeceksiniz.
- Günlük yaşamınızda NLP tekniklerini kullanarak yaşamınızı daha kaliteli hale getireceksiniz.
- NLP tekniklerinin öğrenilmesi ve uygulanması kolay, yarattığı sonuçlar güçlü olduğu için sonuçları anında göreceksiniz.

NLP, iletişim kurmayı arzuladığınız her insanın kendine özgü dilini anlama ve o kişiyle kendi anladığı bireysel dilde iletişim kurabilme sanatıdır.

Edilgen insanın yaşamı tesadüflere bağlıdır.

Etkin insan yaşamını kendisi belirler.

Edilgen insan için anlaşılmak önemlidir.

Etkin insan için anlamak önemlidir.

Edilgen insan "Kimse beni anlamıyor" der.

Etkin insan "Seni anlıyorum" der.

NLP, "etkin insan olmak" sanatıdır.

WORKSHOP

psiko kinesiyoloji (Pi-Ki)

Eğer yaşamımız sadece bilinçli düşüncelerle şekillenseydi, hayatımızın her alanında başarılı olmamız kolay olurdu. Çünkü bilinçli düşüncelerimizi ve inançlarımızı yeni bir bilgiyle, okuduğumuz bir kitapla, deneyimlerimizin istenmeyen sonuçlarını gördüğümüzde, irademizi kullanarak kolaylıkla değiştirebilirdik.

Ama amaçlarımızı, rüyalarımızı gerçekleştirmek için bilinçaltının desteği gerekiyor.

Bilinçaltı inançlarımız bilinçli inançlarımızı desteklemedikçe kendimizi sabote etmeye devam ederiz. Buna da kader, talihsizlik ya da şanssızlık deriz.

Bilinçaltında ise ne tür inançlar barındırdığımızı bilmiyoruz ve inançlarımızın yüzde doksan dokuzu bilinçaltındadır.

Bilmediğimiz şeyi nasıl değiştirebiliriz? Bilinçaltımıza nasıl ulaşabiliriz?

Hayatımız "inançlar"ımızın bir yansımasıdır.

Pi-Ki teknikleri ile bizi sabote eden bilinçaltı programlarımızı keşfedip bize destek olacak şekilde değiştirebiliriz.

Kinesiyolojiyi **(Pi-Ki)** biyo-kompüter ya da kısaca kas testi olarak tanımlayabiliriz. Kaslarda dolaşan yaşam enerjisinin gücü değişik duygu hallerinde, olumlu ve olumsuz inançlarda, hoşlandığımız/hoşlanmadığımız şeylerde, doğru ya da yalan söylediğimizde farklı farklıdır.

Kaslardan aldığımız tepki ile bilinçaltımızdaki inançlarla ilgili test yapabilir, sorunlarımızın kök nedenlerini bulabiliriz ve değiştirebiliriz.

Psiko Kinesiyoloji (Pi-Ki) Workshopları (Temel, İleri Seviye, Master, Trainer); NLP (Nöro Linguistik Programlama), **PSYCH-K** (Psikolojik Kinesiyoloji), **Applied Kinesiology** (Uygulamalı Kinesiyoloji), **Behavioral Kinesiology** (Davranış Kinesiyolojisi), **Energy Medicine** (Enerji Tıbbı), **Energy Psychology** (Enerji Psikolojisi), **3 in 1 Concepts- One Brain, Touch for Health** (Sağlık Dokunuşu), **Health Kinesiology** (Sağlık Kinesiyolojisi), **Educational Kinesiology** (Eğitim Kinesiyolojisi), **Ouantum Touch** (Kuantum Dokunuş), **Supercharging, Reiki, Science of Mind** (Zihin Bilmi), **Holistic Brain** (Holistik Beyin), **EFT** (Duygusal Özgürlük Tekniği) **Hipnoterapi, Biyoenerji** ve **Nefes Teknikleri** eğitimlerinin senteziyle oluşan iş, sağlık, eğitim, ilişkiler gibi hayatımızın tüm alanlarında sonuçlarını hemen göreceğimiz çok etkili bir eğitimdir.

WORKSHOP

kendinizle ve başkalarıyla iletişim

• NEDEN bazı insanlara anında kanınız kaynıyor ama en sevdiğiniz arkadaşınızın arkadaşı ilk tanışmanızda sizi rahatsız ediyor?

• NEDEN bir çocuğunuza kendinizi yakın hissederken diğerine aynı duyguyu hissedemiyorsunuz?

• NEDEN ilk bakışta âşık olduğunuz insan bir süre sonra, sizi ilk anda çeken özellikleri yüzünden itici hale geliyor; bonkörlüğü müsriflik, rahatlığı sorumsuzluk, kendine güveni ukalalık oluyor?

• NEDEN başka şirkette çalışırken bin bir zahmetle kadronuza aldığınız eleman, şimdi size hiçbir işe yaramadığı duygusunu veriyor?

• NEDEN yıllardır en derin sırlarınızı paylaştığınız dostunuzla artık iletişimin koptuğunu hissediyorsunuz?

NEDEN? NEDEN? NEDEN?

İş, aşk ve arkadaşlık boyutlarında ilişkiyi başlatmanın ne denli zor olduğunu herkes deneyimlemiştir. Diyelim ki siz çok kolay başlatıyorsunuz. Ya sürdürmesi? Evet; sağlıklı bir iletişim için karakter (doğuştan getirdiğimiz) ve kişilik, (aile, okul, çevre vb. etkisiyle sonradan edindiğimiz) uyumu son derece önemlidir. Özetle; sağlıklı bir iş, evlilik-birliktelik ve arkadaşlık ilişkisi oluşturmak zordur. Ama bu ilişkiyi oluşturamamanın ağır bir bedeli var: yanlış anlaşılmak, anlaşılmamak, aldatılmak, başarısızlık ve YALNIZLIK. Anlaşılmamaktan mı şikâyetçisiniz? Siz hiç başkalarını anlamayı denediniz mi? Ya onların bakış açısından görmeyi? Bu workshopa katılın ya da katılmayın; seçim sizin.

Yaşamınızı başkalarının eline teslim etmekle, yaşam geminizin kaptanı olmak arasında yaptığınız seçim gibi, mucizeleri bekleyin. Ya da mucizeleri yaratın!

WORKSHOP

kadın-erkek ilişkileri

- Bu kez farklı olacak diye başladığınız ilişkilerinizin sonu hep hüsran mı oluyor?
- Karşı cinsle iletişim kurmakta güçlük çekiyor musunuz?
- Kadınları/erkekleri anlamak mümkün değil diye mi düşünüyorsunuz?
- Aşk, tutku, alışkanlık ve sevgi arasındaki farkı biliyor musunuz?
- Kadınlar/erkekler konusunda şanssız olduğunuzu mu düşünüyorsunuz?
- Geçmiş ilişkilerinizdeki partnerlerinizin hep ortak özellikleri var mı?
- Eşinizle/sevgilinizle birlikteliğiniz monotonlaştı mı?
- Anlaşılmadığınızı mı düşünüyorsunuz?
- Partneriniz yaşamınızda bir boşluk mu dolduruyor?
- "Mutlu aşk yoktur" sözüne inanıyor musunuz?
- Evlilik/birliktelik içinde yalnızlık duyuyor musunuz?
- Sevgiyi yaşamanızı engelleyen şeyin, takılan maskeler, benimsenen roller ve imajlar olduğunu biliyor musunuz?
- Siz karşı cins olsaydınız, kendinizi eş ya da sevgili olarak seçer miydiniz?

Bir kadınla bir erkeğin ilişkiyi başlatması kolaydır. Sorunlar ilişkiyi sürdürmekte çıkar. Karakter, kişilik ve gereksinim farklılıkları zaman içinde sorun yaratır. Sağlıklı birliktelik bilgi, bilinç ve emek ister. Bakış açınızı değiştirmeye hazırsanız ve ilişkilerinizde kendiniz olmaya cesaretiniz varsa bu workshopa katılmaya da hazırsınız demektir.

WORKSHOP

özsaygı

(self-esteem)

YÜKSEK ÖZSAYGI, kişinin kendisini hem değerli hem yeterli olduğunu hissetmesidir.

Sevmeye ve sevilmeye layık olduğunu derinden bilmektir.

Hayatın her alanında kendi sorumluluğunu yüzde yüz alabilme gücüdür..

Özdeğer, özgüven, özfarkındalık, kendimize duyduğumuz saygı, özsevgi ve özsorumluluğun bir arada olmasıdır.

Sevebilme ve empatik olabilme yetisidir.

Hem alçakgönüllü hem cesur olabilmektir.

Hayat boyu gelişime ve yeniliklere açık olmaktır.

0-6 yaş arasında temeli oluşan ÖZSAYGIMIZI bilinçlenerek geliştirebiliriz.

İş, sosyal ve aşk yaşamında YÜKSEK ÖZSAYGININ önemi çok büyüktür.

ÖZSAYGI, "evet" demek istediğinde "evet", "hayır" demek istediğinde "hayır" diyebilmektir.

ÖZSAYGI, evde tek başına iken aynada gördüğün kişiyi güvenilir bulmak, ona saygı ve sevgi duyarak gülümseyebilmek, bu insan benim dostum diyebilmek, karşı cins olsaydı onu eş olarak seçmeyi arzu edebilmektir.

ÖZSAYGI, kendini beğenmişlikten kendini beğenmeye doğru yapılan bir yolculuktur.

ÖZSAYGI, KENDİN OLABİLMEK GÜCÜDÜR.

Grup dinamiği oyunları ile değerlilik ve yeterlilik duygularınızı geliştireceğiniz bu bireysel gelişim workshopu, derin bir KENDİ GÜCÜNÜ KEŞFETMEK çalışmasıdır.

WORKSHOP

kendinizle yüzleşin

İnsan, yaşamı boyunca karşısına çıkan olaylar, insanlar, koşullar sayesinde deneyimler kazanarak kendini tanıma (olgunlaşma) yolunda ilerler. "Şimdiki aklım olsaydı" diye yakınanları duyarız. Bu, onların eğer yaşamlarını yeni baştan yaşama imkânları olsaydı tercihlerini farklı şekilde yapacaklarının göstergesidir.

Kendinizle Yüzleşin workshopu 48 saate sığdırılmış "hayatın özet panoraması"dır.

- Yıllar sonra birikmiş "Keşke"leriniz olmaması için,
- Amaçlı bir yaşam için,
- Daha objektif, tutarlı ve isabetli yaşam seçenekleri için,
- Tepkisel değil etkisel, duygusal değil duyarlı bir insan olmak için,
- Kendinizle barışık olmak, kendinizi olduğunuz gibi sevmeyi öğrenmek için bu çalışmaya katılın.

Çünkü değerlisiniz.

WORKSHOP

gölgelerden aydınlığa

- Kendinizden sevgiyi nasıl esirgiyorsunuz?
- İlişkilerinizi nasıl sabote ediyorsunuz?
- Hayallerinizi neden gerçekleştiremiyorsunuz?
- Kendinizi, kendinizden (ve başkalarından) gizlemenin bedelini zihinsel, duygusal, fiziksel sağlığınızla ödediğinizin farkında mısınız?
- Enerjinizi tüketen ve sizi güçsüz kılan davranışlarınızı nasıl değiştirebilirsiniz?
- Suçluluk duygularınızdan nasıl özgürleşebilirsiniz?
- Geçmişinizle nasıl barışabilirsiniz?
- Kendinizi (ve başkalarını) nasıl affedebilirsiniz?

Suçluluk, utanç ve bastırılmış kızgınlık duyguları bizi geçmişe esir kılar. Geçmişin esaretinden özgürleşerek şimdiyle sağlıklı kucaklaşmak için iç dünyamızı iyileştirmek, kendimizi sevmenin, kendimizle barışık olmanın önkoşuludur.

İç dünyamızın iyileşmesi, dış dünyamızı da iyileştirir. Olabileceğinizin en iyi versiyonu olmak en doğal hakkınız. Işığınız, gölgelerinizin ardında sevgiyle sizinle yeniden kucaklaşmayı bekliyor. Kendi ışığınızın yaşam yolunuzu aydınlatmasına izin verin. Gölgelerden aydınlığa çıkın. Yaşamınızı dönüştürün.

Kendi gücünüze, yaratıcılığınıza, "biricik"liğinize ve hayallerinize sahip çıkın.

Yaşamınızı derinden değiştirecek "Gölge Workshopu"na katılın. En harika versiyonunuzla kucaklaşın.

WORKSHOP

doğru karar alabilmek

•Mesleki hedeflerinizi tanımlayabildiniz mi?

•Yaptığınız işten zevk alıyor musunuz?

•Doğru zamanda, doğru kişilere, doğru soruları sorabiliyor musunuz?

•İş arkadaşlarınızın ilham kaynağı mısınız?

•Topluluk karşısında özgün ve etkisel konuşmalar yapabiliyor musunuz?

•Liderlik ve yöneticilik potansiyelinizi maksimum düzeyde kullanıyor musunuz?

•Takım arkadaşlarınızı nasıl motive edeceğinizi biliyor musunuz?

•Verileri, eğilimleri ve riskleri değerlendirerek optimal kararlar alabiliyor musunuz?

•Sizi besleyen ilişkiler mi yaşıyorsunuz yoksa tüketen ilişkiler mi?

•Sıklıkla endişe, öfke, kızgınlık ve hayal kırıklığı gibi duyguların esiri oluyor musunuz?

•Kendi kendinizi sabote ediyor musunuz?

•Başkalarının içindeki en iyiyi ortaya çıkarabiliyor musunuz?

•Kişisel algılamadan çatışmalara çözüm üretebiliyor musunuz?

Doğru karar alabilmek workshopu, negatif bakış açısından "yararlanmanızı" ve pozitif bakış açısının "ilerisine geçmenizi" sağlayan zihinsel bir tekniktir. Yaşamın her alanında en iyiyi elde etmeniz ve kendinizin en iyi versiyonunu yaşamanız için geliştirilen optimal düşünce workshopunda yeteneklerinizi, kaynaklarınızı, zamanınızı, iletişim becerilerinizi ve enerjinizi maksimum düzeye çıkarmayı öğreneceksiniz.

WORKSHOP

1440 DAKİKA

zaman yönetimi

Amaç belirlemede zorlanan bir insan mısın?

Zamanını en çok ziyan edenlerin, zamanın azlığından en çok şikâyet edenler olduğunu biliyor musun?

Saatlerinin değil, dakikalarının sorumluluğunu üstleniyor musun?

Ne erken kalkmak, ne mideye hızla indirilen yemekler ne de işkolizm, "zamanım yok" sorununu çözmeye yetiyor günümüz dünyasında.

Zaman yönetimi bize yapmak istediğimiz şeyleri yapma olanağını tanır; hani vakitsizlikten dolayı hep sonraya ertelediğimiz şeyleri.

Zaman yönetimi, zamanı kontrol etmek ve her dakikayı dikkatlice planlamak değildir. Bu çok sıkıcı bir yaşam olur. Zaman yönetiminin amacı, zamanla ilişkinin sorumluluğunu üstlenip yaşamının kalitesini yükseltmektir.

Yaşamında şu anda nerede olduğundan daha önemli olan bir şey var:

Hedeflediğin yolun üzerinde olup olmadığın.

Meşgul insanların kaçırmaması gereken bu workshopa ertelemeden katılman bu yıl verdiğin isabetli kararlardan biri olacaktır.

İSTEYİN GÖNDERELİM!

Kuraldışı Yayınları'nın bütün kitaplarını;
ayrıca motivasyon, hipnomeditasyon ve zihin programlaması
kasetlerini ya da CD'lerini www.kuraldisi.net
sitesinden veya 0212 513 81 57'den
indirimli olarak alabilirsiniz.

Kitapla ilgili düşünce ve yorumlarınızı, başka insanların da yararlanması için **www.kuraldisi.net**'e girerek paylaşın lütfen.

Teşekkürler.